핏블리

다이어트 공복운동
전략집

유튜브 댓글로 보는
핏블리 생리학 이론의 힘

Jina Mi*   마른 비만이어서 운동 시작한 초기에 린매스업 이뤘고, 어느 정도 근육 붙은 후로는 운동 강도와 식사량을 올려야 하는데 즐겁게 운동하기 위한 유튜브 채널은 많지만, 생리학, 영양학, 해부학적 측면에서 전문적인 지식을 갖고 알려주는 핏블리 채널은 참 귀해요.

썬brav*   막무가내식 운동보다 이론 공부 후의 운동 효과는 차원이 다를 듯해요!

황두*   예전에 운동 없이 식이만 했을 땐 금방 빠졌는데 이젠 운동 시작하고 보니 눈바디는 많이 빠져 보이는데 일주일 정도 됐는데 몸무게 재보니 1키로 밖에 안 빠져서 우울했거든요. 역시 몸무게에 집착하기 보다 운동이랑 식이에 더 신경 쓰 는게 맞을거 같아요!

iililiiili*   운동과 식이 병행해서 68에서 59까지 감량했는데 생리 전이라 살도 잘 안 빠지고 붓기도 금방 올라서 착잡한 마음 달래고자 영상들 찾아보다가 핏블리 님 영상 한두 개씩 보니 쏠쏠한 지식들도 많고 몰랐던 사실들도 알게 돼서 너무 좋네요.

mom*   요요로 힘들어하고 있는 1인인데 쉽게 잘 설명해 주셔서 다시 마음잡고 무게에 집착하지 않고 정석으로 천천히 체지방 다이어트를 해야겠다고 마음먹게 되는 좋은 영상이네요.

ff rhdf*   개인적으로 핏블리님의 생리학 영상이 정말 좋다고 생각하는 이유 중

하나는 굉장히 유용한 정보를 길지 않은 시간 동안 족집게처럼 정리해 주시는 거라고 생각합니다. 사실 아무리 중요하고 유익한 정보도 영상 재생 시간이 십분 몇십 분이라면 보다가 넘겨본다던가 집중력이 떨어지는데 핏블리님은 그런 영상이 거의 없더라고요!

빱빠* 이렇게 유용한 운동 팁 자주 알려주셔서 넘 좋아요ㅠㅠ 앞으로도 이런 영상 많이 올려주세요!!

쭈라* 진짜 핏블리쌤 영상보구 3개월만에 10키로 뺐어용 지금 체지방률 16퍼센트 1년째 유지중이에용!

L6 * 이런 운동생리학 컨텐츠 너무 좋아요 ㅎㅎㅎ

serr* 핏블리님 영상 보고 탄수화물 적당량 계속 섭취해주고 있어요. 아침 공복 운동 과당 음료 섭취 영상 보고 실천 중인데 효율 장난 없어요 진짜루!

franchesca * 저탄고지한지 3년, 원래도 헬스를 좋아했지만 최근 다시 제대로 배우는 중입니다. 키토카페에서도 탄수를 극제한 하는 건 추천하지 않는데 이 영상 추천 해주고 싶네요.

래플 한번* 영상 정리 진짜 잘하신 듯 개인적으로 다이어트 지식 영상 중에서 최고라 생각!

킥리|Kickle**   너무 이해가 잘 되게 천천히 설명해 주셔서 감사합니다. 정말 좋은 내용이고 다이어트나 운동을 하시는 분들이 모두들 알았으면 하는 내용이에요.

김은*   역시 생리학과 해부학은 핏블리샘이 최고네요^^ 귀에 쏙쏙 좋은 영상 감사해요.

멜라니|Mela*   다이어트에도 공부가 필요한 이유! 유용한 정보 잘 정리해주셔서 감사합니다!

Ling *   6개월 동안 탄수화물 거의 줄이며 살을 빼긴 했는데 정체기가 오면서 의문도 생기고 좀 더 탄탄하게 근력 키우고 싶은데 너무 지치더라고요. 운동도 똑똑하게 내 몸에 맞게 공부하며 해야겠어요.

PROLOGUE

운동은 **공복**에 하면 안 되면서도, **공복**에 해야만 합니다.

Hey what's up guys~! 안녕하세요 핏블리 문석기입니다. 벌써 일곱 번째 책으로 인사를 드리네요. 이번 책에서는 유튜브 채널에서 아주 높은 조회 수와 댓글이 가장 많이 달린 공복 운동에 관련해서 집중적으로 책을 집필했습니다. "운동은 공복에 하면 안 되면서도 공복에 해야 합니다" 이게 대체 무슨 소리야? 라는 생각이 들 거에요. 하지만 공복 운동을 한마디로 표현할 수 있는 말이기도 합니다.

공복 운동은 공복 유지 시간에 따라 득이 되기도 하고 독이 되기도 해요. 많은 분이 운동 직전에 밥을 먹으면 바로 에너지로 전환되어 운동할 때 힘이 난다고 생각하는 분들이 많아요. 하지만 생리학적으로 살펴보면 인체는 음식을 먹는다고 바로 에너지로 사용할 만큼 효율적이지 못합니다.

음식의 소화과정은 굉장히 복잡해서 분해와 흡수 및 저장을 통해 에너지를 몸에 저장하고, 저장되어있는 에너지를 분해해서 발산하는 일련의 과정이 이루어져요. 특히 운동 직전에 음식물을 먹게 되면 음식이 역류하는 역류성 식도염이 걸릴 수 있고 음식물을 섭취하기 위한 동화호르몬이 분비되어 운동을 위한 에너지 분해 과정을 방해하기도 해요.

반대로 공복시간이 7시간이 지나게 되면 체내 저장된 에너지는 감소하고, 고강도 운동을 지속할 만큼 저장된 에너지가 충분하지 않아 근육을 분해하는 경우가 생기기도 합니다. 운동 자체는 체내에 저장되어있는 에너지를 분해하고 근육을 손상하는 과정이기 때문에 장기간의 공복 상태의 운동은 오히려 근손실을 유발하는 행위가 될 수 있어요. 이러한 이유로 앞서 말한 "운동은 공복에 하면 안 되면서도 공복에 해야 합니다"라는 말이 적용되는 거예요.

이번 공복 운동 전략집을 통해 적절한 공복 상태와 영양 섭취 방법 등 모든 공복 운동에 관한 생리학적 내용과 공복 운동을 효율적으로 하는 방법 등을 집필하였습니다. 여러 자료화면을 넣어 초보자가 읽어도 이해할 수 있도록 표현하였으며 최대한 어려운 용어는 풀어서 작성했어요.

특히 이번 책은 핏블리 WTPA 생리학 연구원 문나람 선생님과 집필한 책인 만큼 전문적인 내용을 쉽게 풀어서 담은 만큼 운동하는 분들이 꼭 읽어보셨으면 좋겠습니다. 늘 핏블리와 함께해 주시는 105만 구독자님(선배님)께 다시 한번 감사의 말씀을 전합니다.

공복 운동하다 라면 끓일뻔 한 2022년 5월,

핏블리 문석기

PROLOGUE

헷갈리는 **공복 운동,**
이제 **똑똑하게** 할 수 있습니다!

공복 운동이란 말 그대로 몸 안에 남아있는 탄수화물이 제한된 상태에서 운동을 하는 것으로 보통 식사 후 3시간에서 4시간 뒤에 위장에 음식물이 남아있지 않을 때 운동을 시작하는 거예요. 공복 운동의 원리를 잘 이용하면 조금 더 체중 조절을 효율적으로 할 수 있고 근육 발달도 효과적으로 이룰 수 있어요. 우리 몸속에서 일어나는 에너지 대사작용, 호르몬 작용 그리고 신경 작용을 이해하고 생리학적으로 접근하면 다이어트와 근성장을 더욱 똑똑하게 해낼 수 있습니다.

이미 공복 운동을 즐겨하는 분들도 많이 있겠지만, 사실 아직도 공복 운동을 왜 하는지, 어떻게 하는 것인지에 대해 제대로 모르고 있는 분들도 많이 계세요. '운동은 원래 밥 먹고 해야 하는 거 아니야?', '공복에 운동하면 힘이 날까?', '나는 공복 운동 하고 싶은데 밤, 낮이 자주 바뀌어서 어떻게 해야 할지 모르겠는데?' 하는 분들을 위해서 공복 운동에 관한 모든 것을 '다이어트 공복 운동 전략집'에서 풀어드릴 예정이에요.

이 전략집을 다 이해하고 나면 어떻게 다이어트와 근성장을 효율적으로 할 것인지에 관해 스스로에게 맞는 운동 프로그램 설계가 가능할거에요. 그럼 지금부터 시작해 볼게요.

2022년 5월,

WTPA 협회 문나람

목차

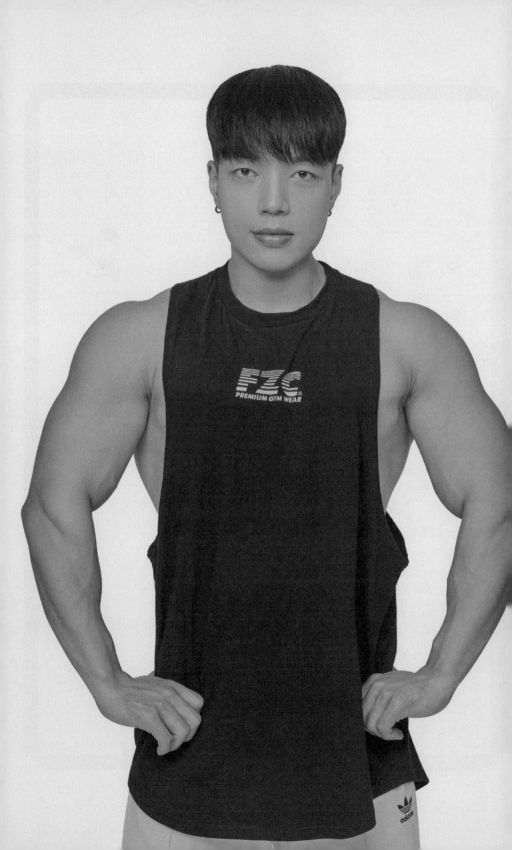

1장

3대 영양소와 소화과정

3대 영양소와 소화과정
공복 운동이란

일반적으로 공복 운동이라고 하면 식사를 마치고 3~4시간이 지난 상태에서 운동하는 것을 의미하는데요. 세 시간에서 네 시간을 기준으로 두는 이유는 식사 후 입을 통해 몸속으로 들어간 음식물이 식도를 지나 위에 도착한 뒤 완전히 위에서 빠져나가 장으로 이동하는 시간이 3~4시간 정도 소요가 되기 때문이에요.

우리가 음식을 소화하는 과정도 오래 걸리지만 소화시킨 음식을 운동할 때 사용 가능한 에너지원으로 바꾸는 과정도 굉장히 느려서 30분 혹은 1시간 전에 먹은 밥이 곧바로 지금 운동할 때 사용되는 것이 절대 아니라는 점을 꼭 기억해 주세요.

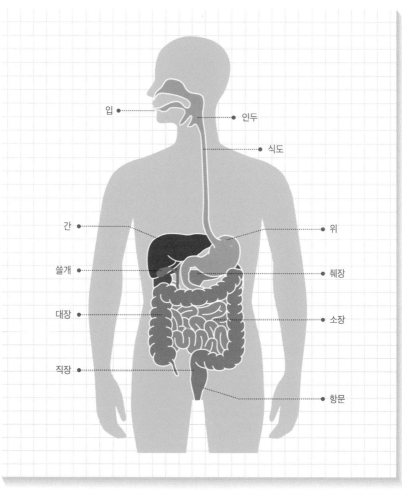

입 ●
인두 ●
식도 ●
간 ●
위 ●
쓸개 ●
췌장 ●
대장 ●
소장 ●
직장 ●
항문 ●

< 인체 소화계 >

1. 주 영양소, 대량 영양소

식품에 포함된 영양소에는 크게 탄수화물, 단백질, 지방이 있어요. 이들을 3대 영양소라고 하는데요. 탄수화물, 단백질, 지방이 3대 영양소라고 불리는 이유는 우리 몸속에서 에너지를 만들어낼 수 있는 주된 에너지원으로 이용되기 때문이에요. 탄, 단, 지라고 부르는 3대 영양소 이 외에 추가적으로 비타민, 미네랄, 물까지 더해 총 6대 영양소가 있어요. 하지만 주 영양소 또는 대량 영양소로 사용되는 것은 탄수화물, 단백질, 지방이 대표적이에요.

앞에서 말한 탄수화물, 단백질, 지방은 각각 몸속에서 소화되고 분해되어 운동할 때 사용될 수 있는 에너지가 될 때까지 서로 다른 과정을 거쳐요. 각각의 영양소가 어떤 과정을 통해 마침내 에너지로 만들어질 수 있는지에 대한 이해가 바탕이 되어야 공복 운동을 할 때 강도와 운동량을 어떤 식으로 설정할지에 대한 방법을 생각해 볼 수 있어요.

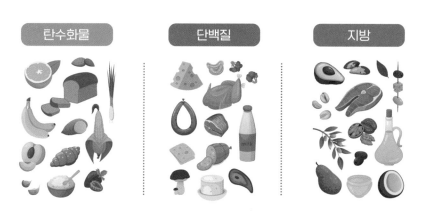

<3대 영양소 >

2. 탄수화물

먼저 탄수화물은 인간의 몸에서 가장 중요하고 기본적인 연료로 쌀이나 밀, 파스타, 감자, 채소 및 과일에 풍부하게 포함되어 있어요. 섭취된 탄수화물은 크게 입과 소장에서 소화가 이루어져요. 탄수화물은 몸속에서 탄수화물의 작은 단위인 포도당 또는 과당으로 잘게 분해되어야 에너지를 만들 수 있는 에너지원이 될 수 있어요. 탄수화물이 단순당과 복합당으로 나누어져 어떤 식으로 분해되는지 다음 표를 보면서 이해해 보세요.

분해된 포도당과 과당은 소장의 안쪽 벽을 감싸고 있는 **융모**[1]를 통해 흡수됩니다. 포도당은 보통 근육과 간에 글리코겐 형태로 저장이 되는데 만약 섭취한 탄수화물이 너무 많아 포도당이 필요 이상으로 많아지게 되면 지방으로 저장이 돼요. 과당 또한 그 양이 많을 경우 곧바로 지방으로 바뀌어 저장됩니다.

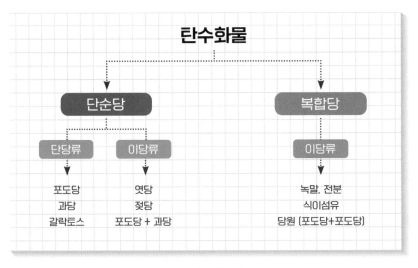

<탄수화물 종류>

---

1. 소장의 점막 내벽을 털처럼 덮고 있으며, 점막 표면적을 증가시켜 소화된 영양분을 효율적으로 흡수하도록 돕는 구조물

3. 단백질

두 번째 중요한 영양소인 단백질은 우리 몸 안에서 세포조직을 형성할 뿐만 아니라 각종 신체 반응이 수월하게 이루어지도록 하는 효소, 그리고 호르몬을 구성하는 성분이기도 해요. 면역력과 근육 생성, 피부 탄력에도 관여하니 충분한 단백질 섭취가 매우 중요해요. 체내에 있는 단백질을 측정하는 방법으로 신장, 간과 같은 중요한 장기의 상태와 일반적인 신체 건강 상태에 대해 알 수 있습니다. 실제로 단백질 수치가 너무 높을 경우 간과 신장 또는 소화와 흡수 과정에 문제가 있을 수 있고 반대로 단백질 수치가 너무 낮을 경우 영양 결핍이나 염증성 장 질환을 겪고 있을 가능성이 있어요. 단백질은 위와 소장에서 두 번에 걸쳐 소화가 되는데요. 큰 단백질 덩어리가 먼저 위에서 폴리 펩타이드라는 물질로 분해가 되고 소장에서 폴리 펩타이드가 다시 한번 아미노산으로 분해가 돼요.

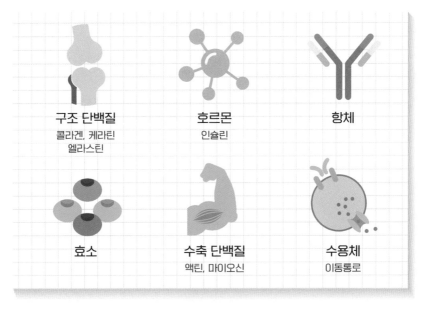

<단백질 대사>

바로 아미노산이 단백질을 구성하는 가장 작은 단위예요. 아미노산의 종류에는 대략 20가지가 있는데 다른 아미노산들은 몸속에서 필요에 의해 만들어질 수 있지만, 9가지 필수 아미노산은 체내에서 자체적인 합성이 불가능하거나 합성이 가능하다고 해도 그 양이 매우 적기 때문에 꼭 건강한 식사를 통해 섭취해야 해요. 그래서 요즘 많은 분들이 알고 있는 BCAA 같은 보충제에는 3~4가지의 정도의 필수 아미노산이 포함되어 있는 경우가 많아요.

4. 지방

지방은 주로 남는 에너지를 저장하는 역할을 한다고 알려져 있지만, 그 외에도 우리 몸의 기본 단위인 세포를 감싸고 있는 세포막을 구성하는 성분이며, 비타민 A 또는 D 같은 지용성 비타민의 운반과 흡수를 돕는 역할도 해요.

또한, 호르몬과 같은 신호전달물질을 생성하기도 하고 조직의 염증 반응에도 관여해요. 지방의 소화는 주로 소장에서 일어나며, 이자액이 분비되어 지방을 지방산과 글리세롤로 분해해요. 분해된 지방산과 글리세롤은 소장의 벽을 따라 있는 융모 안쪽에 암죽관이라고 불리는 림프관으로 흡수됩니다. 몸속에 저장된 지방의 양은 탄수화물 양에 비해 훨씬 많고 지방이 생성할 수 있는 에너지의 양은 탄수화물이 생성할 수 있는 양보다 커요. 실제로 지방 1g을 태워 만들어 낼 수 있는 에너지가 탄수화물 1g을 태워 생성할 수 있는 에너지보다 2배 정도 크다는 사실을 기억해 주세요.

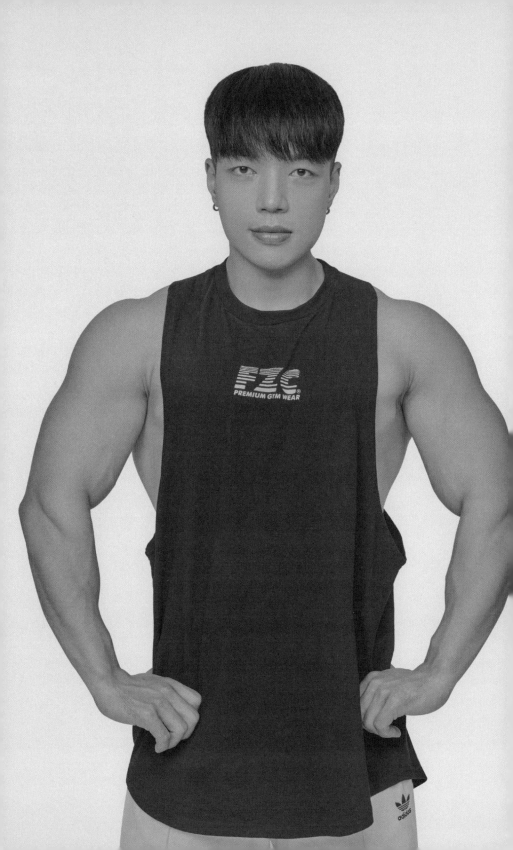

2장

공복 운동 에너지 대사

공복 운동 에너지 대사
공복 운동을 하는 이유

공복에 운동을 하는 주된 이유는 혈액에 돌고 있는 포도당과 근육 및 간에 저장된 글리코겐 양이 제한된 상태에서 운동을 함으로써 체내에 저장되어 있는 지방을 더 많이 사용하겠다는 의도인데요. 정말 우리가 생각한 것만큼 지방을 태우기가 쉬울까요?

앞에서 설명했듯이 지방을 태워 에너지로 사용하는 편이 탄수화물을 태워 에너지로 사용하는 것보다 2배 많은 에너지를 얻을 수 있어요. 언뜻 보면 이렇게 효율적인 지방이지만 사실 지방을 에너지로 전환하는 과정은 탄수화물을 에너지로 전환하는 과정보다 훨씬 오래 걸려요. 에너지를 생성하는 시간이 오래 걸리는 지방을 우리 몸의 입장에서는 효율적인 에너지원이라고 인식하지 못하는 거예요. 지방 한 분자를 에너지로 전환하려면 탄수화물 한 분자를 에너지로 전환할 때보다 훨씬 더 많은 산소가 필요해요.

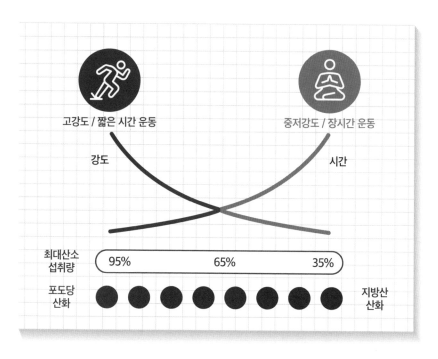

<운동 강도와 지속시간에 따른 대사변화>

인체는 효율성을 매우 중요하게 생각하기 때문에 에너지 전환이 수월한 탄수화물을 지방보다 더 선호하게 되는 거예요. 특히 내가 힘들다고 느끼기 전이라도 몸에서 힘들어진다고 느끼기 시작하면, 우리 몸은 지방을 제쳐 두고 탄수화물을 본격적으로 태우기 시작해요.

1. 인체 에너지 대사

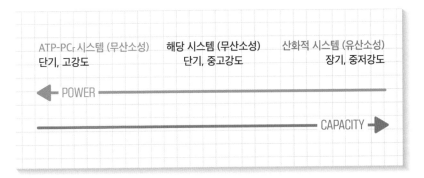

<에너지 대사 시스템>

여기서 신체의 에너지 대사 시스템에 대한 이해가 필요해요. 보시는 것처럼 우리 몸에는 크게 세 가지 에너지 대사 시스템이 있어요. 각각의 에너지 대사 시스템들은 에너지를 만들어내는 발전소라고 생각하면 되는데요. 기초 생리학을 배웠던 분들은 한 번쯤 이 중 한 가지 시스템이 끝나면 그다음 시스템이 사용된다고 들어 본 적이 있을 거예요. 하지만 그렇지 않습니다.

여기 보이는 모든 에너지 대사 시스템은 함께 동시다발적으로 사용돼요. 하지만 운동의 강도와 지속시간에 따라 조금 더 지배적으로 사용되는 에너지 대사 시스템이 있을 뿐이에요.

에너지 시스템	ATP 생산 속도	총 에너지 생산량
인원질 / ATP-PCr 시스템	4	20%
해당 시스템	3	50%
유산소성 시스템	1	100%

<에너지 생산과 에너지 지속시간>

2. ATP-PCr, 인원질 시스템

먼저 무산소성 ATP-PCr 시스템은 폭발적이고 강력한 힘이 필요할 때 에너지를 즉각적으로 공급하는데 특화되어 있어요. 보통 10초 이내로 에너지를 생성하고 그 효력이 점점 약해져요. 운동 종목으로 예를 들어보면, 역도, 스프린트, 단거리 달리기에서 초반 스퍼트 구간 등에서 ATP-PCr 시스템을 지배적으로 사용해 에너지를 생산해요.

3. 해당시스템

1분에서 2분 정도로 운동 지속시간이 유지될 때 탄수화물을 분해해서 에너지를 만드는 해당 시스템 혹은 해당과정이 지배적으로 개입이 돼요. 따라서 보통 1분에서 2분 안에 한 세트가 끝나게 되는 웨이트는 탄수화물을 주된 에너지원으로 사용해서 에너지를 생산한다는 것을 알 수 있어요. 하지만 저항성 운동 즉, 근력 운동이 당연히 무산소성 운동일 거라 생각하면 안 돼요. 해당시스템은 산소가 있거나 없거나 에너지를 생산 해내요. 세트 사이 쉬는 시간을 포함해 한 시간 정도 근력 운동을 한다고 했을 때, 우리가 지배적으로 사용하게 되는 에너지 대사 시스템은 유산소성 시스템이에요.

4. 유산소성 시스템

앞에서 설명한 것처럼 운동 지속시간이 길어지게 되면 유산소성 산화 시스템이 지배적으로 사용되면서 많은 에너지 즉, ATP를 만들어 낼 수 있어요.
 에너지 대사 시스템 이름부터 탄수화물을 분해해서 에너지를 만드는 것을 의미하는 해당 시스템과는 달리 유산소성 산화 시스템은 탄수화물과 지방 모두를 에너지원으로 사용해요. 지방은 운동 강도가 낮을 때, 저강도 구간에서 지배적으로 사용돼요. 따라서 운동 목적이 지방을 태워서 에너지로 사용하려는 지방 대사 유도라면 운동 강도 설정에 집중해야 해요. 즉, 어떤 에너지원을 지배적인 연료로 사용할 것인지는 운동의 강도에 따라 달라지게 됩니다.

5. 대사유연성이 좋다, 나쁘다?

흥미로운 부분은 이 운동 강도가 모두에게 똑같이 적용될 수 있도록 일률적으로 정해져 있지 않다는 점인데요. 쉽게 설명하면, 같은 강도로 운동을 하더라도 누군가에게는 특정 운동이 강도가 높게 느껴져서 포도당과 근육, 간에 있는 글리코겐을 에너지원으로 사용할 수도 있고 다른 누군가에게는 강도가 충분히 낮거나 적당해서 체내 저장된 탄수화물은 아껴 두고, 그보다 더 많이 저장되어 있는 지방 대사를 이끌어낼 수 있다는 의미예요.

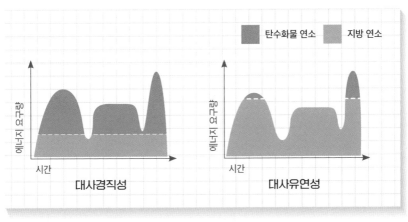

<대사유연성>

전자와 후자를 비교했을 때, 후자를 우리는 대사 유연성이 높다고 평가해요. 대사 유연성이란 우리 몸이 필요한 에너지를 생산할 때, 사용 가능한 연료에 반응해 적절하게 에너지 대사를 변경할 수 있는 능력을 말해요. 즉, 대사 유연성이 좋다는 뜻은 같은 운동 강도에서도 쉽게 지치지 않고, 급하게 탄수화물에 의존해 에너지를 생산하는 대신 충분히 저장되어 있는 지방을 느리더라도 천천히 태워서 사용하는 효율적인 신진대사를 가지고 있는 것이라고 이야기할 수 있어요. 보통 나이가 많은 분들이 대사 유연성이 떨어질 거라고 생각하지만 좌식생활이 기본 생활양식이 된 현대사회에서는 20대의 대사 유연성이 정말 많이 감소해 있어요. 오히려 40대나 50대 분들이 건강을 위해 적절한 운동을 해주는 것에 반해 20대 분들은 아직 운동의 필요성을 크게 느끼지 못해서인 부분도 있어요. 하지만 대사 유연성의 향상은 모든 세대에게 필요하며 운동 강도에 맞는 적절한 에너지원을 사용하기 위해 모든 세대에게 유산소성 지구력 운동은 꼭 필요해요.

6. 요점은 운동 강도와 지속시간

실제로 운동을 공복 상태에서 했을 때와 탄수화물을 섭취하고 했을 때 인체의 대사적 반응을 살펴본 연구에 따르면 공복 상태에서 지방 대사(산화)에 더욱 의존해 에너지(ATP)를 생산했다고 해요. 하지만 지방 대사에 의한 전체 에너지 생산량을 살펴보기 전에 운동을 어떤 강도에서 얼마나 진행했는지 알아야 해요.

특히 아침 공복 운동을 할 때는 더욱 운동 강도 설정에 신경을 써야 해요. 우리 몸은 잠을 자는 동안에도 기본적인 체온 유지나 신경계 활동을 위해 필요한 에너지를 공급하기 위해 꾸준히 탄수화물과 지방을 이용해 에너지 생성을 해요. 게다가 뇌 기능을 위한 주된 에너지원이 탄수화물이기 때문에 탄수화물 대사가 밤새 이루어진 상태입니다. 따라서 아침에 눈을 뜨면 근육과 간에 저장된 글리코겐의 양이 제한된 상태예요. 그럼 자연스럽게 이런 생각으로 연결될 수 있어요. '자는 동안 탄수화물이 많이 고갈되었을 테니 바로 운동만 하면 이제 내 몸은 빠르게 지방을 태우겠지' 라고 생각한다면, 그렇지 않습니다. 앞에서도 설명했듯이, 지방을 태우기 위해서는 올바른 운동 강도 설정이 매우 중요해요. 운동 목표에 맞는 적절한 운동 강도 설정법은 뒤에서 자세히 설명하도록 할게요.

7. 대사유연성과 건강

대사 유연성 감소는 기술의 발달과 생활방식의 변화에 의한 불충분한 신체 활동, 그리고 늘어난 좌식생활에서 비롯된 경우가 많아요. 정제 탄수화물 중심의 기름진 음식을 자주 섭취하는 생활 습관도 한몫 하는데요. 대사 유연성이 감소하면 비만, 당뇨병, 심혈관 질환 등 각종 성인병과 대사증후군에 노출될 위험이 높아져요. 실제로 이런 현상에 대응하기 위한 전 세계적 비용이 증가하고 있는 추세예요. 운동을 통한 신체활동 증가와 건강한 식습관을 통해 우리 몸이 효율적으로 에너지를 생산하는 방법을 습득하게 함으로써 대사 유연성을 개선할 수 있어요.

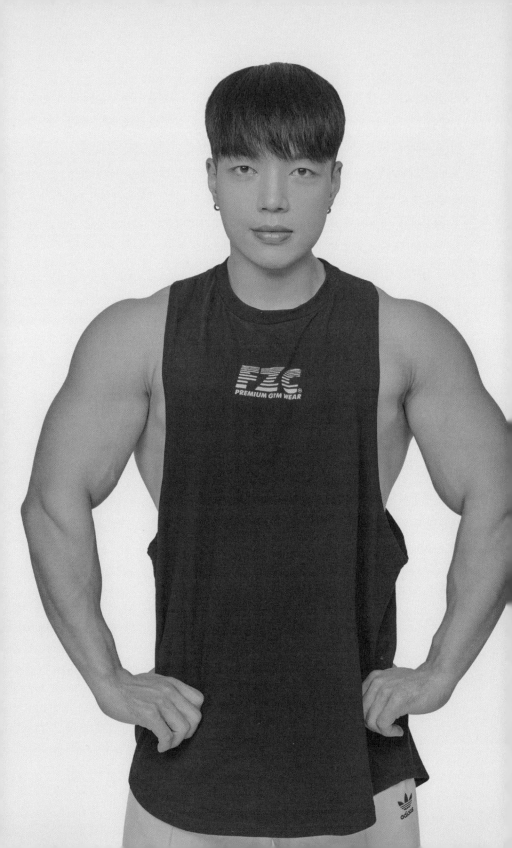

3장

공복 운동 호르몬

공복 운동 호르몬
공복 운동과 관련 호르몬

이번 장에서는 공복 상태에서 분비되는 호르몬과 공복 상태에서 운동할 때 분비되는 호르몬에 대해 알아보도록 할게요. 호르몬에 대해 이해하고 잘 이용하면 내 몸에 이런 반응이 왜 나타나는지 알 수 있고 그 변화에 대처해 효율적인 체중 조절과 근성장이 가능해요.

1. 유명한 혈당 조절자

공복 시간이 길어지면 체내 인슐린 농도가 낮아지기 시작해요. 인슐린은 혈액을 타고 돌아다니는 포도당을 세포 내부로 흡수시켜 혈당 조절을 하는 호르몬인데, 식사를 한지 시간이 꽤 지나 더 이상 혈액에 흐르는 포도당이 없으면 할 일을 마친 인슐린은 더 이상 췌장에서 분비가 되지 않고 그에 따라 혈액 내 인슐린 농도가 낮아지게 돼요. 하지만 포도당 농도는 계속 낮아지기만 해서는 안 되기 때문에 체내 포도당 항상성을 유지시키기 위해 호르몬 글루카곤이 췌장에서 분비돼요. 췌장에서 분비된 글루카곤은 간에 저장되어 있던 글리코겐을 포도당으로 분해하도록 함으로써 혈당이 과하게 떨어져 저혈당 상태로 빠지지 않도록 적정선에서 포도당 수준을 유지하도록 해요.

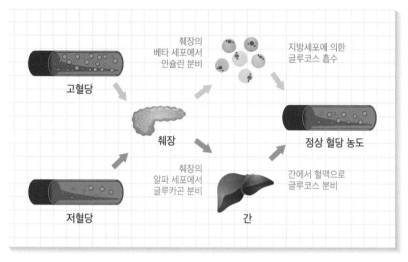

고혈당

췌장의 베타 세포에서 인슐린 분비

지방세포에 의한 글루코스 흡수

췌장

정상 혈당 농도

저혈당

췌장의 알파 세포에서 글루카곤 분비

간에서 혈액으로 글루코스 분비

간

<인슐린과 글루카곤의 작용>

2. 배고픔 호르몬과 포만감 호르몬

소화기관 내에 음식물이 들어가 있지 않은 상태에서는 위와 뇌에 위치한 시상하부에서 공복 호르몬인 그렐린(ghrelin)을 분비해요. 그렐린은 "배고픔 호르몬"이라고도 알려져 있는데 이름이 설명하는 것처럼 음식 섭취를 증가시키기 위해 식사 전에 농도가 가장 높아졌다가 식사 후에 농도가 낮아지는 호르몬이에요. 따라서 공복 상태에서는 그렐린 호르몬의 수치가 높은 상태에 있어요.

그렐린과 반대 작용을 하는 호르몬 렙틴은 지방세포에서 분비되며 "포만감 호르몬" 으로서 명칭 그대로 우리가 음식을 적당히 섭취하면 렙틴 호르몬이 분비되어 포만감을 느끼게 해요. 렙틴 호르몬의 작용으로 포만감에 대한 신호가 전달되면 음식 섭취를 중단하게 되는 거예요. 하지만 이 신호가 제대로 전달되지 않으면 배부름을 느끼기 어려워지고 충분한 식사 후에도 계속해서 군것질을 하는 현상이 나타날 수 있어요. 이렇게 렙틴 호르몬 신호에 둔감해지는 현상은 인슐린 저항성 때문일 확률이 높아요.

3. 대사증후군의 위험신호, 인슐린 저항성

인슐린 저항성이란 같은 양의 혈당을 처리하려 할 때 기준보다 더 많은 양의 인슐린이 필요한 상태를 의미해요. 다시 말해, 일반적으로는 10이라는 혈당을 흡수하기 위해 10이라는 인슐린이 필요했다면, 인슐린에 저항성이 생기게 되면 10이라는 혈당을 흡수하기 위해 50, 100 또는 그 이상의 인슐린이 필요한 상태가 돼요. 문제는 50, 100 또는 그 이상의 인슐린이 분비되어도 10이라는 혈당을 온전히 조절하기 어려워진다는 점이에요.

혈액 속에 당이 필요 이상으로 남아있게 되면 혈액의 점성이 높아지는데 이런 상태가 계속해서 유지되면 혈관 기능에 이상이 생기고 고혈당 같은 각종 성인병과 대사증후군에 노출될 위험이 높아져요.

　인슐린에 저항성이 생긴다는 의미는 췌장의 기능 또한 떨어졌다고 볼 수 있는데요. 췌장은 우리 몸의 소화 기능에 매우 중요한 기관으로 탄수화물, 단백질, 지방 3대 영양소를 분해하는 역할을 해요. 따라서 췌장이 제대로 기능을 하지 못하면 혈액에 당 수치도 관리가 잘 되지 않을 뿐만 아니라 지방도 필요 이상으로 흐르게 되어 혈관 벽에 지방이 쌓여 염증을 일으키는 고지혈증이 발생할 가능성이 있어요.

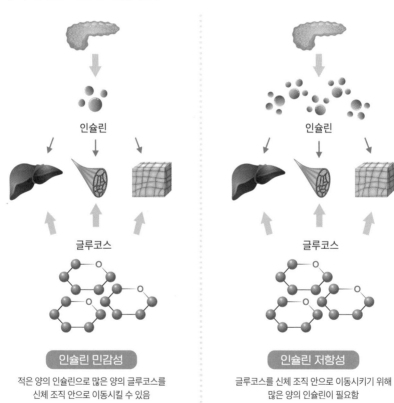

인슐린 민감성	인슐린 저항성
적은 양의 인슐린으로 많은 양의 글루코스를 신체 조직 안으로 이동시킬 수 있음	글루코스를 신체 조직 안으로 이동시키기 위해 많은 양의 인슐린이 필요함

< 인슐린 민감성과 인슐린 저항성 비교 >

4. 근육 합성 조절자, 성장호르몬

단백질 합성과 근육 성장에 매우 중요한 역할을 하는 성장호르몬 또한 인슐린이 활발하게 분비되는 동안에는 그 기능을 제대로 발휘하지 못해요. 더 쉽게 설명하면, 성장호르몬은 배고픈 상태일 때 우리 몸의 신진대사율을 높이기 위해 활발하게 분비돼요. 하지만 식후에는 인슐린 분비가 증가할 수밖에 없기 때문에 인슐린 분비량이 충분히 감소한 공복에 운동을 시작하는 것을 운동 효율적인 면에서 추천해요.

성장호르몬이 활발하게 분비되면 몸속에 저장되어 있던 중성지방을 분해해서 에너지로 수월하게 사용할 수 있어요. 따라서 성장호르몬의 적절한 분비는 체내에서 두 가지 반응을 촉진하는데요. 첫 번째는 조직과 신체 성장을 유도하고, 두 번째는 신진대사에 영향을 미쳐요. 성장호르몬이 촉진하는 두 가지 반응을 나눠서 살펴보도록 할게요.

앞에서 성장호르몬이 조직과 신체 성장을 유도한다고 했는데, 실제로 성장호르몬은 손상된 근육 조직 등과 같은 연부 조직을 회복하는데 관여해요. 웨이트와 같은 저항성 운동을 강도 있게 하게 되면 근육 조직이 찢어지는 등의 손상이 일어나게 되는데요. 성장호르몬의 분비는 조직을 다시 자라게 함으로써 손상 부위를 회복하는 데 도움을 줄 수 있어요.

보통 성장호르몬을 이야기할 때, 인슐린 유사 성장인자-1(IGF-1)에 대해 빼놓을 수 없는데요. IGF-1은 성장호르몬의 자극에 의해 간과 골격근 그리고 여러 조직에서 생산되는 성장호르몬과 함께 작용하는 작은 단백질 호르몬이에요. IGF-1은 체내 여러 조직의 성장을 자극하고 순수근육 부피를 생산하는 즉, 단백질 합성을 유도하는 역할을 해요. 명칭에 인슐린이 포함되는 것은 IGF-1 단백질 구조가 꼭 췌장에서 생산되는 인슐린을 닮았기 때문이에요.

성장호르몬의 두 번째 작용은 신진대사의 촉진이에요. 뇌 기능을 위해 필요한 글루코스(glucose)는 저장해 두고 대신 근육과 심장에서 에너지원으로 사용할 수 있는 지방산(fatty acids)을 동원하는 역할을 해요. 우리 몸의 지방 사용률을 효과적으로 높일 수 있어요. 전반적으로 성장호르몬은 지방 대사와 탄수화물 대사에 중요한 영향을 미칩니다.

먼저 성장호르몬과 지방 대사를 살펴보면, 지방 조직의 지방세포를 분해하는 지방분해과정(lipolysis)을 촉진해 지방을 사용 가능한 에너지원인 지방산으로 쪼개도록 해요. 쪼개진 지방산(유리지방산)은 혈액을 타고 에너지가 되기 위해 근육과 심장으로 이동하게 돼요. 또한 성장호르몬은 근육 세포로 단백질의 작은 구성단위인 아미노산을 이동시켜 글루코스 대신 아미노산을 이용해 근육의 성장과 비대를 촉진하도록 하는 직접 작용에도 관여해요. 이 과정을 반-인슐린 반응(anti-insulin action)이라고 해요. 혈중 글루코스 농도를 일정하게 유지하기 위한 노력으로 성장호르몬은 간에 저장된 글루코스 즉, 글리코겐을 동원해서 에너지원으로 사용하기도 하는데요. 성장호르몬의 이런 작용은 공복 상태나 운동 시간이 길어질 때와 같이 인체에 스트레스가 되는 상황에 대비하는 방법이에요. 또한 뇌는 오직 탄수화물만 사용할 수 있기 때문에 혈중 글루코스를 일정 수준으로 유지하기 위해서예요.

5. 운동 자극 호르몬, 코르티솔과 카테콜아민

운동은 우리 몸의 교감신경을 활성화시켜 각성 상태를 만들어요. 부신수질에서 분비되는 카테콜아민은 호르몬이자 신경전달물질로 에피네프린과 노르에피네프린 그리고 도파민이 포함돼요. 카테콜아민의 분비가 증가되면 혈관이 확장되고 골격근으로 혈액이 더 많이 이동할 수 있어요. 골격근으로 혈액이 잘 이동한다는 의미는 혈액 속에 있는 에너지원이 근육 세포로 수월하게 전달되어 에너지 합성을 돕고 그 에너지가 적절히 운동에 사용될 수 있다는 뜻이에요.

카테콜아민과 더불어 운동에 의한 자극으로 몸에서 에너지를 발생시킬 때 부신피질에서 분비되는 코르티솔은 체내 혈당을 증가시켜 운동 시 에너지 생산과 사용을 촉진하고 전반적으로 탄수화물, 지방, 단백질의 대사를 돕는 호르몬이에요. 특히 코르티솔은 성장호르몬과 함께 직접적으로는 근육 세포의 포도당 흡수를 억제하고 간접적으로는 유리지방산을 에너지원으로 더 사용하도록 해요.

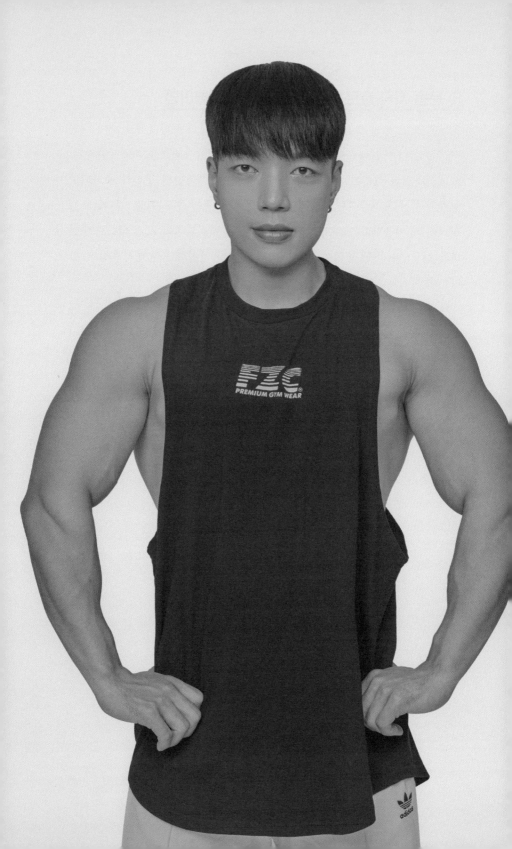

4장

공복 운동 신경 신호

공복 운동 신경 신호

공복 운동과 신경 활성화

제〰제

공복 운동이 운동 효율을 높이는 이유 중에 또 다른 한 가지는 신경계의 적절한 활성화예요. 자율신경은 인체 항상성을 유지하도록 하는 신경성 조절 기구로써 골격근의 운동, 감각, 평활근 및 심근 등에 분포되어 있어요. 이 자율신경계는 몸 내부 환경을 일정하게 유지하기 위해 모든 장기에 분포하고 있어요. 자율신경계는 교감신경과 부교감신경으로 구성되어 있고, 이 두 신경계는 서로 적절한 상호작용을 통해 생존에 필요한 안정적인 상태를 유지해요.

1. 동화 신경계, 부교감신경

부교감신경계가 항진되었을 때, 어떤 신체적 반응이 나타나는지 표로 확인해 볼게요. 교감신경계와 함께 자율신경계의 한 부분을 담당하는 부교감신경계는 보통 스트레스가 없는 상황에서 가능하면 신체의 에너지 이용을 최소화해 에너지를 비축하려는 특성을 가지기 때문에 동화 신경계(anabolic nervous system)라고도 불리며, 소화 기능이나 배설작용과 같은 필수적인 기능을 담당하는 신경계통이에요.

먼저 식사를 하게 되면 우리 몸은 소화를 위해 부교감 신경을 항진 즉, 활성화시킵니다. 따라서 식사 후 부교감 신경이 항진되면서 심장 박동 수는 감소하고 혈관 확장으로 혈압 또한 감소하게 돼요. 그리고 위장에 혈액이 모여 소화를 위한 신경 반응을 유도하게 돼요. 신체가 운동을 하기 위해 준비하는 과정과 정반대의 성격을 띠게 되는 거예요.

부교감신경계 (Parasympathetic Nervous System)
동공 축소
침 분비 자극
심장 박동수 감소
기관지 축소
위장 연동운동 및 소화액 분비 자극
쓸개즙 분비 자극
방광 수축

2. 이화 신경계, 교감신경

교감신경계가 항진될 때는 부교감 신경계가 항진되었을 때와 반대의 신체적 반응이 나타나요.

운동을 시작할 때는 자율신경계의 또 다른 한 축을 이루는 교감신경계가 활성화하게 돼요. 주로 긴장이나 흥분, 공포 등을 느꼈을 때 항진되는 교감신경은 외부의 자극에 인체가 빠른 대응을 하도록 준비시키기 때문에 이화 신경계(catabolic nervous system)라고도 불러요. 식후 음식을 소화시킬 때와 운동을 시작할 때의 신경계 작용은 완전히 반대 방향으로 이루어집니다. 교감신경은 우리 몸이 빠르게 에너지를 소비해 외부 환경 변화에 적극적으로 대응할 수 있도록 심박수를 증가시켜 혈압이 높아지도록 하고 그로 인해 근육으로 혈액이 빠르게 이동할 수 있게 해요. 쉽게 생각하면 위급 상황으로부터 '빨리 도망칠 수 있도록 하는 힘'을 주는 신경 신호예요.

따라서 위장에 음식물이 없는 상태인 공복에 운동했을 때 교감신경이 온전히 활성화되면서 운동 효과를 더 이끌어낼 수 있어요. 식후 운동을 한다면 운동을 위한 교감신경과 소화를 위한 부교감신경이 동시에 활성화되면서 운동에도, 소화에도 제대로 집중하지 못하는 상황이 발생할 수 있어요. 식후 곧바로 운동을 해본 분들은 알겠지만, 혈액이 위장으로 몰리면서 하품이 나고 졸음이 오는 경험을 해본 적이 있을 거예요. 일반적으로 운동을 하면 혈액이 운동하는 부위로 모여 운동 효과를 이끌어내야 하는데 이렇게 소화를 위해 위장으로 이동하게 되면 몸이 어느 한쪽에도 제대로 집중하지 못해 운동 효율이 떨어지게 돼요.

교감신경계 (Sympathetic Nervous System)
동공 확대
침 분비 억제
심장 박동수 증가
기관지 확장
위장 연동운동 및 소화액 분비 감소
쓸개즙 분비 감소
방광 수축 억제

3. 개인의 상태 파악하기

하지만 식사량에 따라서 운동 시작 시간은 바뀔 수 있어요. 예를 들어, 제대로 한 상 차려진 식사를 했다면 3시간에서 4시간 정도 충분히 소화를 위한 시간을 가진 후 운동을 하는 것이 바람직하지만, 허기만 채울 정도로 간단히 식사를 마쳤거나 간식을 조금 먹은 것뿐이라면 1시간에서 3시간 사이에 운동을 시작해도 괜찮아요.

모든 것은 개인이 어떻게 느끼느냐가 더 중요하고, 밥을 먹고 운동을 하는 방식에 있어서도 개인차가 매우 크기 때문에 모든 사람들에게 똑같이 적용되는 일괄적인 방법은 존재하지 않아요. 식사를 배부르게 하고 두, 세 시간 뒤에 운동을 시작해도 속이 더부룩하지 않고 운동에 충분히 집중할 수 있는 분이 있고, 운동 한, 두 시간 전에 하는 식사는 소화가 안되는 느낌이 들고 더부룩해 운동에 집중할 수 없어서 간식으로 허기만 채우는 정도로 먹어야 운동이 잘되는 분들도 있을 거예요. 모두를 위한 정답은 없어요. 전략집에서는 전체적인 가이드라인을 제공하지만, 이 안에서 유연성을 가지고 개개인에게 맞는 방법으로 조금씩 변형해서 적용하기를 바라요.

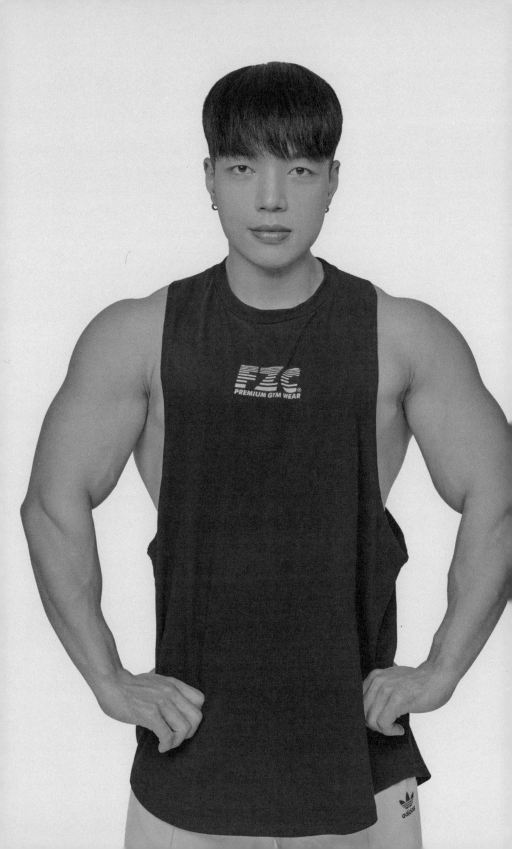

5장

공복 운동 전, 후 식단

공복 운동 전, 후 식단
먹는 것까지 운동이다.

공복 운동이 소화기관에 부담을 주지 않으면서 운동 효과를 높이는 이유에 대해 알아봤어요. 이번 장에서는 공복 운동 전, 후 식단에 대해서 이야기해 볼게요. 공복 운동 바로 직전에 식사나 간식을 먹지 않는 것이 좋다고 하는데, 그럼 운동 전에 허기가 져서 운동에 집중할 수가 없는 분들을 위해 공복 운동 전에 섭취할 수 있는 것은 무엇이 있는지 알아보고, 운동 후에 식사는 어떻게 해야 하는지에 대한 내용을 알아보도록 할게요.

1. 운동 전 식단

운동 전에 식사는 지양한다고 했는데 그럼 과일은 먹어도 되는지, 단백질 보충제 정도는 마셔도 되는지, 스포츠음료를 마시는 건 괜찮은 지 등등 질문을 정말 많이 하세요. 실제로 완전히 공복 상태로 운동을 가는 것보다 에너지가 될 만한 간식이라도 먹고 가는 분들이 생각보다 많다는 걸 보여주는 질문들인데요. 이번 장에서 하나하나 따져보도록 할게요.

Ⅰ. 과일 vs. 과일주스

과일은 간단하게 먹기 편하니까, 아침에 사과 하나는 금이라고 하던데 등등
공복, 특히 아침 공복 운동 전에 과일을 먹고 가는 분들이 많아요. 사실 공
복 운동 전에는 진짜 과일을 먹는 것보다는 차라리 과일주스를 한잔 마시고
가는 게 더 좋아요. 과일도 결국 위로 들어가면 똑같은 음식물이기 때문에
우리 몸은 소화를 시키기 위해 위장을 움직이기 시작해요. 그러면 앞에서
설명한 운동과 소화를 위한 호르몬 신호와 신경 신호가 서로 부딪혀 충분한
운동 효과를 내기 어려워져요. 왜 과일주스는 괜찮은데 과일은 추천하지 않
느냐고 물어보는 분들이 많아요. 우리가 마트나 편의점에서 구할 수 있는
과일주스는 사실 실제 과일을 갈아 만든 주스가 아니라 설탕물에 가까워요.

	열량 (kcal)	69.96	71.86	93.34	89.6	94.64	83.22	85.94	85.52	108.26	91.78
	탄수화물 (g)	15.74	16.12	21.16	20.52	21.7	19.38	19.42	19.16	24.74	20.76
	단백질 (g)	1.2	1.3	1.76	1.46	1.68	1.74	1.52	1.84	1.76	1.74
영양 성분	지방 (g)	0.3	0.3	0.28	0.28	0.28	0.12	0.38	0.3	0.36	0.38
	당류 (g)	13	12.44	17.8	16.94	18.66	14.9	14.8	14.52	21.68	16.96
	나트륨 (mg)	5.84	25.05	18.68	24.14	25.28	12.88	7.22	10.9	12.22	22.22
	식이섬유 (g)	0.2	0.22	0.42	0.4	0.64	1.18	0.6	0.56	0.5	0.84
	비타민c (mg)	76.92*	88.76*	60.22	65.16	63.22	50.46	64.2	27.98	32.48	31.84

(200ml기준)

<오렌지 주스의 영양성분표 비교>

　실제로 우리가 시중에서 쉽게 구할 수 있는 10개 브랜드 사의 오렌지 주스
제품을 비교한 영양성분표를 보면 탄수화물 비율에서 당류가 차지하고 있는
비율이 거의 대부분이라는 것을 확인할 수 있어요. 액상과당은 우리 몸에 들
어갔을 때 따로 인슐린 분비를 일으키지 않기 때문에 부담이 없고 액체 형태
이기 때문에 흡수도 굉장히 빨라서 곧바로 운동을 하게 된다면 에너지로 빠
르게 전환될 수 있어요. 하지만 평소에 액상과당 섭취를 자주 한다면 주의해
야 해요. 체내로 흡수된 당은 에너지로 쓰이지 않으면 지방으로 바뀌어 저장

되기 때문에 살이 쉽게 찌게 될 가능성이 있어요. 또 액상 형태는 포만감을 느끼기도 어려워서 내가 인지하는 것보다 많이 섭취할 수 있기 때문에 주의해야 해요. 따라서 시럽이나 당 함량이 높은 음료수는 가급적 지양하는 것을 추천해요.

II. 단백질 보충제

근육 성장과 비대를 위해 운동할 때는 꼭 단백질 보충제를 따로 섭취해 주어야 한다고 알고 있는 분들이 많아요. 하지만 꼭 그렇지 않아요. 사실 가능하면 단백질을 포함한 모든 영양소는 음식을 통한 자연식으로 섭취하는 것이 가장 좋은 방법이에요. 음식을 씹어 먹었을 때 포만감도 느끼고 우리 뇌가 식사를 했다고 인지하기 때문이에요. 그리고 영양소가 골고루 갖춰진 식사를 한다면 추가로 단백질 보충제를 섭취할 필요는 없어요. 단백질 보충제의 개념은 식사로 적정 단백질 섭취량이 충족되지 않을 때 추가적으로 섭취하거나 혹은 식사를 못할 것 같을 때 식사 대용으로 단백질을 섭취할 수 있도록 하는 간편식의 개념으로 생각해야 해요. 단백질 보충제는 액체 형태로 섭취하기 때문에 단백질을 음식으로 섭취할 때보다 소화는 빠르겠지만 그래도 단백질이라는 영양분의 특성을 고려했을 때, 운동 직전에 섭취하는 것보다 운동을 마친 후에 섭취하거나 운동을 시작하기 1시간에서 2시간 전에 미리 마셔서 소화를 시키는 편이 좋아요.

　단백질 보충제도 종류가 많아서 어떤 제품이 나에게 맞는 건지 몰라 제품 선택에 어려움을 겪는 분들이 많아요. 단백질 보충제를 고른다고 하면 크게 세 가지 종류로 나눠볼 수 있어요. WPC, WPI 그리고 WPH가 있는데요. 먼저 WPC는 Whey Protein Concentrate의 약어로 농축 유청 단백질이에요. 가장 단순하고 기본적인 공정 과정만을 거치고 이름 그대로 유청을 농축 시

커서 만들어 단백질 함량은 대략 70~80% 정도 되는 시중에서 쉽게 접할 수 있는 제품이에요. WPI는 Whey Protein Isolate의 약어로 분리된 유청 단백질, 말 그대로 WPC보다 여과 과정을 더 거쳐서 만들어지기 때문에 단백질의 순도가 더 높고 여과 과정에서 유당이 거의 제거되어 평소 우유를 섭취하면 속이 불편하고 소화가 잘 안되는 분들에게 추천해요. 다만 WPC 제품보다 조금 더 비싸다는 단점이 있어요. WPH는 Whey Protein Hydrolysate의 약어로 가수분해된 유청 단백질로 단백질의 체내 흡수를 향상시키기 위해 만들어져요. WPI 또는 WPC에 소화효소를 추가해서 가수분해 과정을 거치게 돼요. 하지만 대부분 WPC 또는 WPI로 충분하기 때문에 WPH 제품은 시중에 많이 나와 있지는 않아요.

III. 스포츠 음료 또는 BCAA

운동할 때 마시는 스포츠음료는 우리 몸에 수분과 전해질을 공급해 주기 위한 제품이에요. 전해질이란 우리 몸속 조직과 혈액 안에 존재하는 나트륨, 칼륨, 칼슘, 염소 등의 이온을 통틀어 지칭하는 말로 세포 안으로 영양소를 옮기고 노폐물을 밖으로 내보내는 역할을 하는 물질이에요. 운동 전이나 운동 중 스포츠음료를 조금 마시는 건 괜찮아요. 가능하면 물을 마시는 것을 추천하지만 운동이 너무 길어지거나, 아침에 공복 상태에서 고강도 웨이트를 하는 분들은 완전 공복에 운동할 경우 근육에 남아있는 글리코겐이 빠르게 고갈될 수 있어요. 운동 중에 충분한 힘이 나지 않는 분들은 스포츠음료 또는 BCAA 등을 섭취해도 됩니다. BCAA는 9가지 필수아미노산 중 세 가지인 류신(leucine), 이소류신(isoleucine), 발린(valine)을 포함하는데 이 3가지 필수아미노산은 간으로 운반되어 대사 되지 않고 근육과 지방조직에서 대사가 이루어지기 때문에 근육 손상 후 회복을 돕는 것으로 알려져 있어요.

2. 운동 후 식단

운동 후에 하는 식사를 위한 적절한 타이밍은 운동 전에 식사를 언제 했는지 또는 운동 지속 시간이 얼마나 길었는지에 따라 달라질 수 있어요. 쉽게 말해서, 운동 전에 식사를 3-4시간 전에 마치고 운동을 했다면 운동 후에 바로 탄수화물과 단백질을 적절하게 포함하고 있는 식사를 해주는 것이 좋고, 운동 전에 식사를 5~6시간 전에 해서 운동할 때 이미 약간의 허기를 느낀다면 위에서 설명했던 BCAA 보충제를 활용해도 좋아요. 운동 중에 조금씩 BCAA를 섭취해 주고, 운동을 마친 후 적절한 양의 탄수화물과 단백질을 포함한 식사를 하는 것을 추천해요.

얼마큼의 탄수화물과 단백질을 섭취해야 하는지 아직 잘 감이 안 오는 분들은 아래 탄수화물과 단백질 섭취량 가이드라인을 참고하면 좋을 것 같아요. 평소 운동 강도를 기준으로 탄수화물과 단백질을 얼마나 섭취해야 하는지를 보여주는 표예요.

운동 강도	남자 (한끼 기준)	여자 (한끼 기준)
고강도	230g	180g
중강도~저강도	200g	150g
일상적인 신체활동	160g	120g

<탄수화물 섭취량 가이드라인>

운동 강도	하루 단백질 섭취량
근비대를 위해 고강도 운동을 하는 경우	체중 x 1.5-1.8g
기본적인 근육 운동을 하는 경우	체중 x 1.2-1.4g
건강 유지를 위한 일반적인 양	체중 x 0.8g

<단백질 섭취량 가이드라인>

탄수화물 섭취량 가이드라인은 한 끼 기준으로 탄수화물의 종류에 따라서도 달라지기 때문에 전적으로 의존하기보다 참고만 해주세요. 단백질 섭취 가이드라인은 하루 총단백질 섭취량을 기준으로 하며, 하루에 몇 끼를 기준으로 나눠 섭취할 것인지는 개인의 식사 패턴에 따라 달라질 수 있는 점을 참고해 주세요. 또 탄수화물이나 단백질을 너무 과하게 섭취하게 되면 소화 기능도 떨어지고 섭취한 영양소가 모두 사용되지 않으면 남은 잉여분은 지방으로 전환되어 저장되니 어떤 영양소이든 간에 개인 상황에 맞는 적절한 양을 섭취하는 것을 추천해요. 기본적으로 가지고 있는 근육량이 많을수록 같은 양의 음식을 섭취해도 살이 덜 찌는 몸이 될 수 있으니 강도 있는 운동과 건강한 식단으로 기초대사량이 높은 탄탄한 몸을 만드는 것을 추천해요.

체중 감량을 원하는 분들 중에는 운동 후 식사를 하는 것에 대해 거부감을 느끼는 경우가 있어요. 하지만 운동으로 인한 근육 손상을 최소화하고 근육량을 증가시키기 위해서는 운동 후 공복을 너무 길게 가져가지 않는 것이 좋아요. 특히 운동 이후 탄수화물 섭취를 꺼리는 분들이 많은데, 탄수화물은 인체에 꼭 필요한 영양소임과 동시에 운동으로 인한 세포 조직 손상을 빠르게 회복하는 데 도움을 주는 영양소예요. 근조직 손상은 보통 근육 세포를 감싸고 있는 막이 격렬한 운동으로 찢어지면서 발생하는데요. 주로 근육 조직이 손상되었다는 사실은 우리가 흔히 말하는 근육통으로 알 수 있어요. 세포막을 구성하는 성분이 탄수화물이기 때문에 운동 후 근육통이 왔다면 운동을 쉬면서 적절한 탄수화물 섭취와 함께 충분한 휴식을 취하는 것이 도움이 돼요.

근성장을 위해 운동을 하는 직장인 분들은 평균적으로 운동시간과 식사시간을 기준으로 세 가지 케이스를 예로 들어 볼 수 있는데요. 쉽게 그림을 보면서 설명을 해 볼게요.

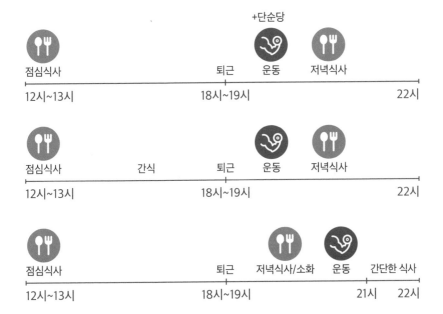

먼저 퇴근 후에 바로 운동을 가는 분들은 점심 식사 이후에 공복이 조금 길어지기 때문에 운동을 하면서 스포츠음료나 BCAA를 조금씩 섭취하면서 운동을 하고 운동 후 저녁식사를 하는 것이 좋아요. 두 번째 케이스로 점심 식사를 하고 3시나 4시쯤 간단하게 간식을 먹고 퇴근 후 바로 운동을 가는 분들은 영양적인 면에서는 가장 이상적인 케이스라고 볼 수 있으며 역시 운동 후 저녁식사를 해주면 됩니다. 마지막으로 퇴근 후 저녁식사를 하고 한 시간에서 두 시간 정도 소화를 시키고 운동을 하는 분들은 운동을 마치고 아주 간단한 식단을 하는 것이 좋은데, 탄수화물로는 소화와 흡수가 빠르게 될 수 있는 흰 쌀밥이나 죽, 또는 식빵 조금과 단백질로는 계란 흰자, 닭가슴살, 또는 단백질 보충제를 섭취해 주는 것을 추천해요. 이 시간대에는 오히려 현미밥, 채소류 등 식이섬유가 많이 포함되어 소화가 더디게 이루어지는 음식은 피해주는 것이 좋아요.

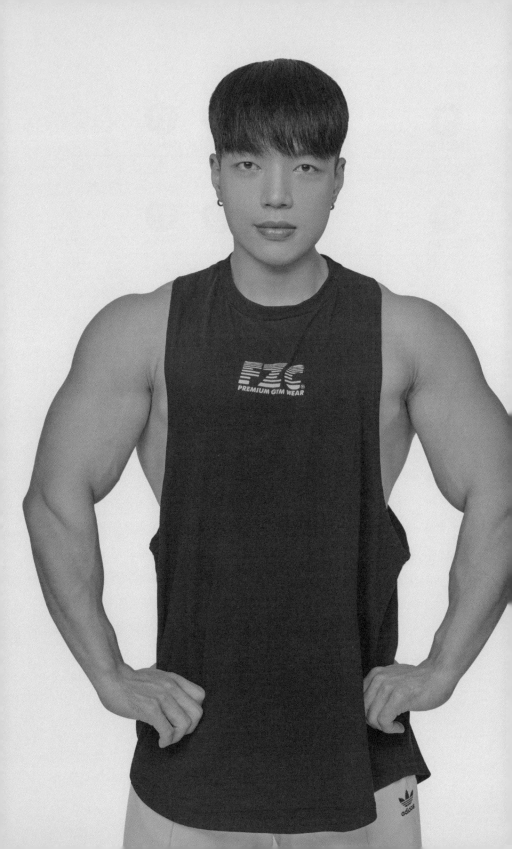

6장

유산소성 운동 강도 설정법

유산소성 운동을 해야 하는 이유

유산소성 지구력 운동은 좌식생활이 기본적인 생활 방식으로 자리 잡은 현대인들에게 매우 좋은 운동 방법 중 하나예요. 특히 제한된 신체활동으로 인해 비만과 심폐질환, 각종 대사성질환의 발병 가능성이 전 세계적으로 높아지고 있는 가운데 유산소성 지구력 운동은 체중 조절, 혈당 조절, 혈관 기능과 전반적인 삶의 질을 향상시키는 것으로 알려져 있어요. 앞에서 전체적으로 공복 운동에 대한 개념을 정리해 봤다면, 이번 장부터는 공복 운동을 할 때 운동 강도를 어떻게 설정해야 하는지에 대해 조금 더 깊이 있게 알아보도록 할게요.

1. 저강도 유산소성 운동

보통 아침 공복 운동을 하는 분들은 체지방 감량을 하기 위해서인 경우가 많은데요. 앞에서 잠깐 언급했듯이, 단순히 공복 상태 또는 아침에 운동을 한다고 해서 무조건 지방이 연소되는 것은 아니에요. 지방은 탄수화물보다 대사과정이 길고 복잡하고, 또 대사 되기 위해서 탄수화물보다 더 많은 산소가 필요해요. 그래서 지방은 운동 강도가 낮은 저강도 구간에서 지배적으로 사용돼요. 단순히 생각하기에는 체지방 감량이 어려우니까 힘들게 운동을 열심히 그리고 오랫동안 하면 살이 쭉쭉 빠질 것 같은데 실제로 그렇지 않은 경험을 다이어트를 해본 분들은 한 번쯤 해봤을 거예요.

일단 저강도 유산소성 운동은 기초 체력을 기르기 위한 용도로 많이 추천을 드려요. 힘든 고강도 유산소성 운동보다 소비하는 열량의 절대적인 양은 당연히 낮지만, 탄수화물 대신 지방을 지배적으로 태우는 강도에서 운동을 하기 때문에 에너지 대사의 사용이 효율적으로 이루어질 수 있고 개인의 유산소성 회복운동 능력을 향상시킬 수 있어요. 또한, 운동 강도가 정말 낮아서 매일 해도 몸에 무리가 가지 않아 운동 횟수를 늘리는 방법으로 체지방 감소를 유도할 수 있어요.

2. 체내 젖산염 농도 왜 중요할까?

저강도 유산소성 운동을 위한 운동 구간은 혈중 젖산염(lactate) 농도가 리터당 2mmol 미만으로 유지되는 구간을 의미해요. 혈중 젖산염 농도는 보통 안정 시에 2mmol 미만으로 유지가 되는데요. 그만큼 낮은 강도에서 하는 유산소성 운동이 저강도 회복 운동이라고 생각하면 돼요. 젖산염을 기준으로 이야기하는 이유는 우리 몸이 탄수화물을 에너지원으로 사용해 에너지를 만들어내는 반응의 끝에 부산물로 나오는 물질이 젖산염이고 에너지 대사적 측면에서 최대 심박수(HR_{max})나 최대 산소 섭취량(VO_{2max})과 같은 여러 생리학적 지표들 중 가장 민감한 지표이기 때문이에요.

쉽게 설명하면, 혈액 내 젖산염 농도가 높아진다는 건 내 몸이 그만큼 탄수화물을 에너지원으로 사용하고 있다는 의미이며, 내 몸이 느끼는 운동 강도가 높다는 뜻이 되는 거예요. 따라서 지방을 에너지원으로 사용하기 위해서는 운동 강도의 조정이 필요하다는 뜻이 됩니다. 앞에서 대사 유연성에 대해 언급한 부분을 기억해 보면 충분히 낮은 강도에서도 탄수화물을 소비하는 몸이 있는 반면, 운동 강도가 조금 세보이는데 지방을 소비해서 에너지를 만들어 내는 몸이 있어요. 즉, 혈중 젖산염 농도는 개인 차가 매우 크고 그만큼 생리학적 지표로서 민감도가 높다고 볼 수 있어요.

3. 아침 공복 운동 후 피로감

아침 공복 운동 후에 하루 종일 피곤했던 경험이 있을 텐데요. 아침부터 너무 높은 운동 강도에서 많은 에너지를 사용했을 때, 하루 종일 지치고 힘이 없는 경우가 있어요. 활력을 찾으려고 시작한 아침 운동인데 오히려 운동을 안 할 때보다 더 지친다면 일단 강도가 낮은 운동부터 천천히 시작해 점진적으로 강도를 높여가는 편이 좋아요. 최근 몇 달간 운동을 따로 하지 않았거나 평소에 움직임 양이 적은 분들은 저강도 운동부터 해주는 게 효과적이에요. 저강도 운동으로 개인의 기초 체력을 향상하고 낮은 운동 강도에서 탄수화물 대신 지방을 효율적으로 사용할 수 있는 몸으로 에너지 대사를 재정비한 후에 순차적으로 운동 강도를 올려가는 것을 권장해요.

또 한 가지, 아침 공복에 운동을 웨이트나 중강도 혹은 고강도로 해야 할 때는 단순당이나 카페인을 섭취해 주면 운동 후에 피곤함을 조금 덜 느낄 수 있어요. 특히 아침 공복에 스트렝스 트레이닝처럼 빠르게 근육에 저장된 글리코겐을 연료로 사용하는 운동을 하는 분들은 운동 전이나 운동 중에 우리 몸이 빠르게 흡수해 에너지원으로 채울 수 있는 단순당 섭취를 추천해요. 동시에 수분 섭취는 땀을 많이 내는 운동을 할 때뿐만 아니라 혈액 순환과 혈관 기능에도 매우 중요하니 물도 자주 마셔주는 것이 좋아요.

4. 심박수를 이용한 저강도 유산소 운동 강도 설정법

그럼 먼저 심박수를 이용해서 저강도 유산소성 운동 강도 설정하는 법을 알려드리도록 할게요. 개인의 만 나이를 이용해서 회복운동 구간을 구하는 공식은 아래에 나와있어요.

심박수로 설정하는 개인 저강도 유산소 운동 구간

$$208 - (0.7 \times 만\ 나이) = 최대심박수$$
$$최대심박수 \times 0.5 ------- ①$$
$$최대심박수 \times 0.6 ------- ②$$

$$① < 저강도\ 구간 < ②$$

　보통 만 나이를 사용해 유산소성 운동 구간을 설정하는 방법으로 잘 알려졌던 '220-만 나이' 공식은 이제 학계에서도 많이 사용되지 않아요. 목표 심박수가 굉장히 높게 나오기 때문에 해당 심박수에서 운동을 지속하기는 매우 어려워서 지방 대사를 위한 운동 강도는 아니에요. 위에 저강도 회복운동 구간을 위한 공식대로 계산을 해보면 심박수 구간이 굉장히 낮고 저강도 유산소 운동을 위한 심박수 구간이 실제로 안정 시 심박수에서 크게 벗어나지 않는 것을 볼 수 있는데요. 이 정도 심박수 구간을 유지하면서 한 시간 정도 천천히 뛰어 주는 방법으로 운동을 할 수 있어요. 이 속도에서 걷지 않고 러닝 자세를 취해야 하는 이유는 팔을 아래로 늘어뜨리고 걸을 때 보다 뛰는 자세를 하고 있을 때, 우리 몸의 큰 근육군들이 더 많이 활성화되기 때문이에요. 근육이 많이 활성화된다는 뜻은 산소를 더 많이 받아들여 에너지 합성에 사용할 수 있다는 의미예요. 물론 저강도 유산소성 운동의 전체적인 칼로리 소모량은 고강도 유산소 운동보다 낮지만, 앞에서 이야기한 것처럼 저강도 유산소성 운동은 일주일에 4번 이상 수행해도 체력 소모가 크지 않기 때문에 운동 강도는 낮추고 전체적인 운동 볼륨은 높이는 방식으로 지방 대사를 효과적으로 이끌어낼 수 있어요. 게다가 저강도 유산소 운동 능력을 향상시키면 결국에는 중강도와 고강도 영역의 유산소 운동 능력 또한 좋아진다는 사실을 여러 연구를 통해 확인했어요.

하지만 심박수를 이용한 운동 구간 설정법은 따로 장비 구입이나 혈액 분석이 어려운 일반인 분들은 사용해도 무방하지만, 운동선수나 전문적으로 운동을 해야 하는 분들에게는 추천하지 않아요. 심박수를 기반으로 운동하게 되면 미처 고려하지 못하는 변수가 너무 많고 심박수 자체가 민감한 생리학적 지표가 아니기 때문이에요. 그럼 다른 방법이 있는지 한번 알아보도록 할게요.

5. 웨어러블 디바이스를 이용한 저강도 유산소 운동 강도 설정법

앞에서 설명했듯이 심박수를 이용한 운동 강도 설정법은 그렇게 추천하는 방법은 아니에요. 심박수는 매일매일의 신체 상태에 따라, 또는 감정에 따라서도 변할 수 있는 교감신경계의 영향을 많이 받는 생리학적 지표이기 때문에 정확한 개인 맞춤형 운동 강도를 설정하기 위한 민감한 지표로는 사용되기 어려워요. 따라서 개인 맞춤형 운동 강도 처방을 위해서는 운동생리학 연구실에서 직접 측정하는 방법이 가장 좋아요. '나는 심박수 말고 최대한 나에게 맞는 운동 강도에서 운동을 하고 싶다'하는 분들은 최근에 OBELAB과 차의과학대학교 스포츠의학대학원 운동생리학연구실(양우휘 교수님)이 함께 개발한 비침습적 웨어러블 장비인 'REPACE'를 사용해 유산소성 운동 강도 설정에 도움을 받는 것도 추천해요. 보통 운동생리학 연구실에서는 혈액을 통해 젖산염 역치 테스트를 진행하는 침습적 방법을 이용하지만, 일반인들도 비침습적 방법으로 스스로 장비를 휴대폰의 앱과 연동해서 측정을 하고 운동 처방을 받을 수 있도록 개발되었어요. 운동할 때 개인의 심박수와 SmO_2 (근육산소포화도) 모니터링도 가능하니 조금 더 정확하게 운동하고 싶은 분들은 사용해 봐도 좋을 것 같아요.

6. 고강도 유산소성 운동

저강도 유산소성 운동이 우리 몸의 엔진이라고 볼 수 있는 에너지 대사 시스템을 효율적으로 바꿔 주기 위한 운동이었다면, 고강도 유산소성 운동은 개인의 최대 산소 섭취량(VO_{2max})을 향상시킬 수 있는 운동이에요. 최대 산소 섭취량이란 개인의 심폐지구력을 실험적으로 측정할 수 있는 객관적인 지표로써 최대 강도의 운동을 수행할 때 최대로 소비할 수 있는 산소 소비율을 말해요. 최대 산소 섭취량이 증가하면 운동 자극에 대한 내성과 장기적인 건강 상태도 향상돼요. 실제로 최대 산소 섭취량의 증가는 사망률과 심혈관질환 발생 위험률을 낮추는 것으로 보고되고 있어요.

　고강도 유산소성 운동은 고강도 운동의 특성상 저강도 유산소성 운동처럼 한 시간씩 뛰는 건 거의 불가능해요. 빠르게 달리기를 해본 분들은 알겠지만 같은 속도로 5분 이상 지속하는 건 쉽지 않아요. 그래서 고강도 유산소성 운동으로 심폐지구력을 증진하기 위해서 인터벌 트레이닝을 추천해요. 인터벌 트레이닝이란 고강도 운동 사이에 휴식이나 저강도 운동을 구성해서 운동과 불완전한 휴식을 3회에서 5회 정도 반복하는 트레이닝 방식을 말해요. 예를 들어, 최대 심박수(HR_{max})의 85~95% 강도로 30초에서 2분 정도 빠르게 뛰다가 1분에서 3분 정도 천천히 걷거나 최대 심박수의 45~65% 정도의 저강도 영역에서 러닝을 해주면서 심박수를 회복하는 방식으로 총 3세트에서 5세트를 수행하는 운동 방법이에요. 인터벌 트레이닝은 트레이닝 특성상 바쁜 현대사회에서 운동시간을 길게 내기 어려운 분들에게 효율적인 운동 방법이에요. 고강도 유산소성 운동을 통해 심혈관계 건강을 향상시킬 수 있으니 특히 평소 운동량이 많이 부족한 분들은 저강도 유산소성 운동으로 기본 체력을 만든 후 고강도 유산소 운동으로 건강을 유지하는 것을 추천해요.

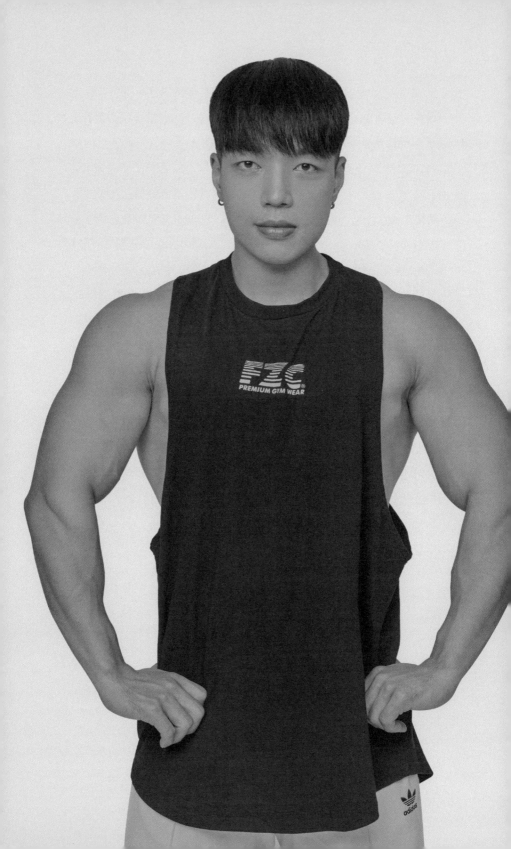

7장

저항성 운동 강도 설정법

근력 운동을 해야 하는 이유

앞에서 공복 유산소 운동에 관한 내용에 집중해 봤다면 여기서부터 저항성 운동 즉, 근력 운동에 관한 이야기를 해보려고 해요. 웨이트같이 강한 힘을 써야 하는 근력 운동은 특히 공복 상태에 하는 것을 추천해요. 물론 강도 높은 웨이트를 할 때는 지방보다 탄수화물을 지배적으로 사용하는 게 맞아요. 따라서 저항성 운동 강도 설정법 파트에서는 저강도와 고강도 저항성 운동을 따로 다뤄보도록 할게요.

근육이 낼 수 있는 힘인 근력을 향상시키고 근육의 사이즈와 라인을 잡기 위해서는 근력 운동이 필수적인데요. 최근에는 정말 많은 분들이 개인의 체력과 건강을 위해 저항성 운동을 하세요. 실제로 근력 운동은 근육 감소를 억제하고 근육이 붙어서 움직이는 뼈를 지탱해 주어 전반적인 뼈 건강에도 도움이 된다고 알려져 있어서 근감소증이나 골다공증을 예방하기 위한 운동으로 권장되고 있는데요. 특히 저강도 저항성 운동은 혈관과 혈관 세포 기능에 긍정적인 영향을 준다는 연구 결과들이 있습니다.

1. 저강도 저항성 운동

저강도 저항성 운동은 한 번에 최대 노력으로 중량을 들어 올릴 수 있는 힘을 나타내는 1RM의 50~60% 힘으로 한 세트에 20회 정도 반복할 수 있는 강도에서 근력 운동을 하는 거예요. 과거에는 저강도 저항성 운동으로 근육의 크기나 힘을 향상시키기 어렵다고 알려져 있었지만, 연구를 통해 저강도 근력 운동이라도 세트 사이 휴식을 30초 이내로 짧게 두고 진행할 경우 효과를 볼 수 있는 것으로 나타났어요. 그뿐만 아니라 앞에서 언급했듯이 혈관 기능 향상과 혈관 경직도 감소에도 저강도 저항성 운동이 유의미한 효과를 미친 것으로 나타났어요.

해당 연구를 자세히 살펴보면 1RM 50% 정도의 운동 강도로 저강도 저항성 프로그램을 설정하고 10주간 일주일에 2회 피험자들에게 운동 중재를 주었어요. 운동 프로그램은 아래 표와 같이 구성을 했고, 한 세트에 10회 반복으로 운동 당 5세트씩 진행하고 세트 사이 휴식은 30초로 지정했어요. 또한 신장성 수축을 2초간, 단축성 수축을 2초간 지속하는 방법으로 운동을 하도록 했어요. 해당 연구에서 이용한 운동 프로그램을 덧붙이니 참고해서 개인의 운동 프로그램에 적용해 보세요.

저강도 저항성 운동 프로그램
체스트 프레스 (Chest press)
암 컬 (Arm curl)
시티드 로우 (Seated row)
레터럴 풀 다운 (Lateral pull down)
레그 프레스 (Leg press)
레그 익스텐션 (Leg extension)
싯 업 (Sit ups)

운동 중재 후 결과를 비교하면 보시는 것처럼 1RM[1] 이 운동 중재 전과 비교해 운동 중재 후에 유의미하게 증가한 것을 확인할 수 있어요. 저강도 저항성 운동으로도 방법만 잘 설정하면 1RM이 증가할 수 있다는 것을 보여주는 결과예요.

Table 2   One repetition maximal before and after training

Training item	Before	After
Chest press (N)	492 ± 176	537 ± 189**
Arm curl (N)	214 ± 98	295 ± 111***
Seated row (N)	513 ± 171	584 ± 171 ***
Lat pull down (N)	455 ±161	537 ± 178 *
Leg press (N)	1,012 ± 383	1,117 ± 298 **
Leg extension (N)	547 ± 205	632 ± 188 ***
Leg curl (N)	496 ± 211	552 ± 170**

Values are mean ± SD
N Newton
* $P < 0.05$, ** $P < 0.01$, ***$P < 0.001$ versus before training

다음은 저강도 저항성 운동 중재 후 혈관 경직도 및 혈관 기능에는 어떤 변화가 생겼는지 아래 그래프를 볼게요. 그룹은 운동을 한 그룹과 운동을 하지 않은 그룹 즉, 대조군으로 나눴어요.

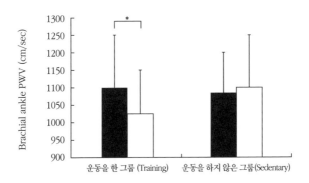

1. 한 번에 최대 노력으로 들어올릴 수 있는 중량

검은색 막대가 운동 중재 전을 의미하고 흰색 막대가 운동 중재 후를 의미
해요. 보이는 것처럼 저강도 저항성 운동을 한 후에 동맥의 경직도를 살펴볼
수 있는 상완-발목 맥파속도(Brachial-ankle PWV)가 유의미하게 감소한 것
을 확인했어요.

다음은 운동 중재 전, 후 동맥의 혈류 증가를 보여주는 흐름 매개 팽창(flow-
mediated dilation)에 대한 결과를 보여주는 그래프예요. 역시 저강도 저항성
운동 중재 후 동맥의 혈류가 유의미하게 증가한 것을 확인할 수 있어요.

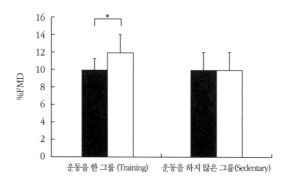

정리하자면 정도의 차이는 분명히 있지만 저강도 저항성 운동을 통해 근
력 증가가 가능하고 혈관 기능과 혈액 순환에 도움을 줄 수 있기 때문에 체
력이 부족해 강도 있는 근력 운동을 바로 할 수 없는 분들은 저강도 근력 운
동부터 시작해 보는 것을 추천해요.

2. 고강도 저항성 운동

기본적으로 웨이트를 즐겨 하는 분들은 고강도 저항성 운동을 할 텐데요. 앞에서 저강도 저항성 운동에 대해 살펴보면서 '그럼 고강도 저항성 운동은 몸에 안 좋은 건가?' 라고 생각했을 수 있어요. 고강도 저항성 운동 또한 근육 감소를 억제하고 근육이 뼈에 붙어서 신체 골격을 지탱하기 때문에 결국 뼈 건강에도 도움을 주는 좋은 운동이에요. 우리가 흔히 알고 있는 중량을 많이 치는 고강도 근력 운동은 1RM 80~90% 정도의 힘으로 한 세트에 6-10회 반복하는데요. 근육의 사이즈를 키우고 근력을 강화하는 데에 매우 효과적입니다.

보통 강한 파워를 요구하는 스트렝스 트레이닝의 경우에는 1RM의 85~95% 정도 힘으로 한 세트에 3~6회 반복해요. 근비대나 근지구력을 위한 트레이닝은 1RM의 75~85% 정도 힘으로 한 세트에 6~10회 반복하는 방법이 있어요. 아래 표를 참고해서 운동 프로그램을 구성할 수 있어요. 하지만 이것은 큰 가이드라인이고 개인의 목표, 영양상태, 체력수준 등에 따라 달라질 수 있는 점을 유의해 주세요.

운동 목표	스트렝스	근비대	근지구력
운동 강도	고강도	중강도	저강도
1RM %	> 85%	65~85%	<67%
반복 횟수	1~5	6~12	12+
세트 사이 회복 시간	3~5분	1~2분	30~60초
운동 당 세트수	2~6	3~6	2~3
운동 빈도	주 1~2회	주 1~2회	주 2~3회

<운동 프로그램 가이드라인>

고강도 근력 운동은 근성장과 근비대적 면에서는 매우 좋은 운동이지만, 순간적으로 호흡을 참으면서 강한 힘을 내야 하기 때문에 고강도 웨이트만 한다면 혈관이 경직될 가능성이 있고 그로 인해 혈관이 산소를 전달하는 능력도 감소할 수 있어요. 따라서 평소에 고강도 웨이트를 자주 하는 분들은 꼭 유산소성 운동으로 심폐지구력을 향상시켜 혈관 기능 강화도 함께 하기를 추천해요.

유산소성 지구력 운동이 근비대에 방해가 될 수도 있다는 생각에 아예 유산소성 운동은 하지 않는 분들이 있어요. 하지만 생리학적으로 근비대를 일으키는 신호와 유산소성 능력 향상을 위한 신호는 다르게 전달되기 때문에 걱정하지 않아도 돼요. 다만 운동 목적이 근비대라면 유산소성 운동을 근력 운동 이후에 해주는 것을 추천해요. 유산소성 운동을 먼저 해서 힘을 다 빼고 나면 근력 운동을 할 때 충분한 힘을 쓸 수 없게 될 가능성이 있기 때문이에요. 근비대를 목적으로 운동하더라도 심혈관계의 건강을 위해 유산소성 지구력 운동을 최소 일주일에 두 번 정도 포함시켜주는 것이 좋아요.

아침 공복에 고강도 저항성 운동을 할 때는 근 글리코겐 고갈이 빠르게 이루어질 수 있기 때문에 운동 중에 BCAA나 스포츠음료를 마시거나 또는 운동 전에 단순당이나 카페인을 섭취해 주어 에너지원을 보충해 주는 것이 근손실과 과한 피로감을 예방할 수 있는 방법이에요.

고강도 운동 후 근육통이 생기는 분들이 많아요. 근육통이 생겼는데 그래도 운동을 꾸준히 해야 된다고 생각하고 운동을 계속하는 분들도 있어요. 운동 후 생긴 근육통은 당연한 것이고 그 상태에서 운동을 더 하면 근육통이 풀린다고 하는 이야기도 있지만 사실 그 주장은 맞지 않아요. 근육통이 생겼다는 것은 나에게 그 운동 강도가 너무 높았다는 것을 의미하고 운동수행능력이 감소했다는 것을 뜻해요. 따라서 운동수행능력과 근육 세포의 회복을 위해서 근육통이 사라질 때쯤 다시 운동을 하는 것을 추천해요.

또 우리 몸은 생각보다 적응이 굉장히 빠르기 때문에 같은 강도에서 운동을 지속하다 보면 더 이상 운동 효과가 나타나지 않고 오히려 정체하거나 안 좋아지게 돼요. 따라서 일정한 주기로 운동 강도를 높이거나 낮추는 방향으로 새로운 자극을 줄 수 있도록 주기를 설정해 나가야 해요. 강도를 증가시키거나 때로 컨디션에 따라 감소시키는 것은 개인의 체력과 근력 그리고 운동 횟수 및 빈도에 따라 달라질 수 있어요.

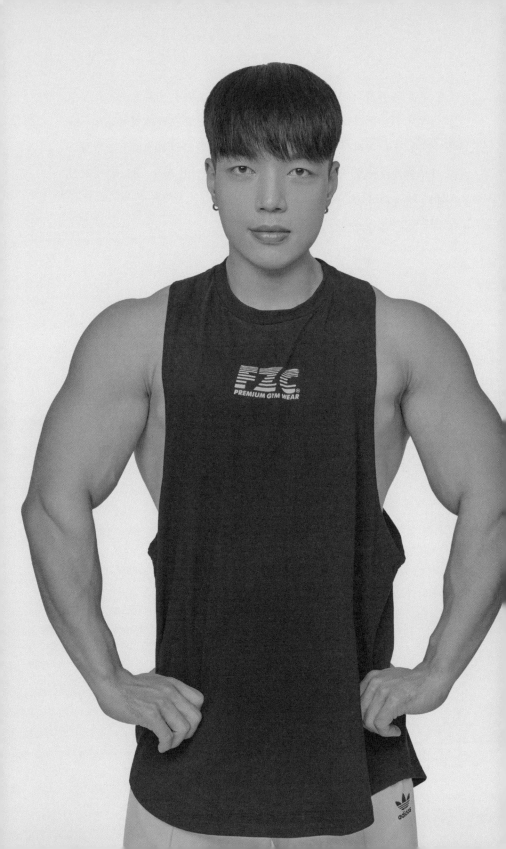

8장

불규칙한 생활 패턴 그리고 다이어트

불규칙한 생활 패턴 그리고 다이어트

교대근무자들은 다이어트가 어렵다고?

사실 체중 감량과 근성장은 평소 신체리듬을 일정하게 유지하면서 매일 비슷한 시간에 운동하고 식사를 할 수 있는 분들에게 훨씬 수월해요. 기본적으로 밤, 낮이 자주 바뀌는 직업을 가진 분들은 신체리듬을 잡기가 어렵기 때문에 살을 빼는데 어려움을 많이 겪습니다. 낮 근무일 때는 식단도 운동도 규칙적으로 하다가 밤 근무로 스케줄이 조정되면서 새벽 시간에 자꾸 군것질을 하게 되고 잠을 제시간에 못 자게 되니 운동도 하기 어려워지는 악순환이 반복되게 돼요. 이번 장에서는 근무시간이 일정하지 않은 직장인 분들을 위한 식단과 운동 팁을 설명해 드리도록 할게요.

1. 수면의 중요성

인체의 생활리듬은 기본적으로 밤에 잠을 자고, 낮에 활동을 하는 방식에 맞춰져 있어요. 따라서 빠르게 체중 감량을 하고 싶더라도 운동보다 수면에 대해 먼저 생각해 봐야 해요. 수면은 굉장히 중요한 인간의 욕구 중 하나이기 때문에 내가 살이 찌는 이유가 단순히 남들보다 많이 먹어서 그런 건지, 그렇다면 내가 많이 먹는 이유가 잠을 잘 못 자서 그런 것은 아닌지 생각해 볼 필요가 있어요.

2교대 또는 3교대 근무에서도 야간 조는 각각 전날 오후 7시부터 다음날 아침 7시까지, 그리고 전날 밤 10시부터 다음날 아침 6시까지 근무를 하게 되어 밤을 지새워야 하는 경우가 많아요. 가끔 개인적인 일로 밤을 새워 본 분들은 경험해 보셨겠지만 밤새우면 소화도 잘 안되는 것 같고 입맛도 없고 피곤해서 낮잠을 밤잠처럼 자게 되고 그럼 그날 밤에 또 늦게 잠들게 돼요. 실제로 식욕은 밤에 잠을 잘 때 분비되는 호르몬 렙틴과 그렐린에 의해 조절이 되는데, 제시간에 잠을 못 자는 생활로 호르몬 분비가 제대로 이루어지지 않아 식욕 억제에 약간의 어려움을 겪게 돼요. 이렇듯 밤낮이 바뀌게 되면 신체리듬이나 수면 및 식사 패턴이 일정하게 유지되기 어려워요.

하지만 밤낮이 바뀌었다고 해도 우리 몸은 잠을 자는 동안 회복을 하고 신체 기능에 필요한 호르몬 분비가 수월하게 이루어지기 때문에 적절한 수면은 필수적이에요. 수면은 양보다 질이 중요한데요. 그 이유는 기본적으로 깊은 잠을 자는 동안 성장호르몬 분비가 활발하게 이루어져 체내 단백질 합성이나 회복을 할 수 있기 때문이에요. 또한 실제로 수면 부족과 비만 사이에 정적 상관관계가 있다고 발표한 연구 결과들이 존재하고 청소년들을 5년간 추적 관찰한 결과 수면 부족이 높은 체질량지수(BMI)와 상관성이 있다는 것을 발견했어요. 부족한 수면은 인슐린 민감도 저하로도 이어지는 등 신체 건강에 부정적인 면이 많이 있어요.

2. 아침 퇴근 시간을 위한 팁

그럼 야간 근무를 하는 날은 언제 잠을 자고 운동하고 밥을 먹으면 되는지 알아보도록 할게요. 근무를 마치면 아침 6시 혹은 7시에 퇴근을 하게 될 텐데, 여기서부터 중요해요. 퇴근길에 가능하면 햇빛을 보지 않는 것을 추천해요. 퇴근할 때 챙이 넓은 모자나 선글라스를 착용해 빛이 눈을 통해 들어오지 않도록 막아주는 것이 좋아요. 그 이유는 햇빛을 보게 되면 우리 몸은 일어나야 하는 시간이라고 여기기 때문에 집에 도착해서 잠에 들기가 어려워질 수 있어요. 최대한 빛을 보지 않고 퇴근했다면 빠르게 잠자리에 드는 것을 목표로 해주세요. 침실에 들어오는 빛은 암막 커튼 등으로 차단하고 실내 온도는 신체 온도보다 조금 낮게 유지해 잠들기 편한 상태를 유지해 주는 것이 좋아요.

아침 시간에는 체온이 상승하기 때문에 방이 더우면 잠들기가 더 어려워질 수 있어요. 아침 퇴근 후 잠드는 게 어려운 분들은 40°C 정도의 따뜻한 물에 30분 동안 족욕을 하면서 발 체온을 일시적으로 증가시켰다가 체온이 떨어지면서 잠들기 수월해질 수 있으니 시도해 보세요. 한 번 잠들면 4시간에서 5시간 정도 깊게 자는 것을 추천해요. 더 길게 자는 것을 추천하지 않는 이유는 며칠 야간 근무를 하다가 다시 근무 조가 바뀌기 때문에 4-5시간 정도 짧은 숙면을 취하고 일상생활을 이어 가다가 주간 근무를 시작하면 밤에 조금 일찍 잠자리에 드는 수면 패턴을 유지하는 게 장기적으로 도움이 되기 때문이에요.

3. 운동, 식사 언제 해야 할까?

식사는 언제 하는 것이 좋을지 먼저 알아보도록 할게요. 야간에 근무를 한다고 가정했을 때, 마지막 식사는 가능하다면 밤 12시 이전에 마치시는 것을 추천해 드려요. 그동안의 연구 결과를 보면, 밤에 먹는 사람들이 낮에 먹는 사람들보다 실제로 더 많은 칼로리를 섭취하려는 경향을 보인다고 해요. 사실 새벽 시간에 잠을 못 자는 상태로 일하면서 군것질이나 야식 먹게 될 기회가 많이 있겠지만, 반대로 잠을 제시간에 잘 수 없기 때문에 야식은 더욱 피하는 것이 좋아요.

만약 밤 12시 이후에 배가 많이 고파서 허기를 채워야 한다면 GI[1], 즉 혈당지수가 낮은 음식을 선택하는 것을 추천해요. 보통 GI 지수가 낮은 게 좋은 건지, 높은 게 좋은 건지 헷갈릴 때가 있는데요. GI는 포도당을 100으로 두고 수치를 고려하기 때문에 낮을수록 식이섬유 함유량이 조금 더 높은 음식이라고 생각하면 돼요.

혈당지수가 낮은 음식들은 우리 몸의 혈당을 천천히 올리기 때문에 높은 혈당지수를 가지고 있는 음식들보다 혈당 스파이크 현상이 나타날 확률을 감소시켜요. 혈당 스파이크란 음식 섭취 후 혈당이 빠르게 올랐다가 급격하게 떨어지는 현상인데, 보통 식사를 한 뒤에 극심한 피로와 졸음을 견디지 못하거나 식사를 마친 후 얼마 지나지 않았는데 또 허기를 느끼는 분들이 혈당 스파이크를 겪고 있을 확률이 높아요. 혈당 스파이크가 자주 일어나면 혈관을 손상시키고 각종 대사성 질환 유발 가능성을 증가시켜요. 혈당이 급격하게 높아지면서 췌장이 인슐린을 과다하게 생산하고 분비하면서 췌장을 혹사 시키게 돼요. 당분과 전분의 함량이 높은 식품 섭취는 가능하면 줄이고 식사 30분 전 계란 같은 간단한 단백질 음식을 먹어서 허기를 달래고 식사를

---

1. Glycemic Index - 일정 양의 탄수화물을 섭취한 후 혈당 상승 정도를 같은 양의 표준 탄수화물 섭취 후의 혈당 상승 정도와 비교한 값

하는 방법으로 혈당 스파이크를 예방하는 것을 추천해요.

퇴근 후 잠들기 30분에서 40분 전에 카제인(casein)[2] 을 섭취한다면 아미노산을 천천히 방출하는 카제인의 특성상 자는 동안 근육 성장과 에너지 대사에 유리하다는 연구결과가 있으니 허기로 잠들기가 어려운 분들은 우유에 적당량의 프로틴을 타 마신 후 잠을 자는 것도 좋은 방법이 될 수 있어요.

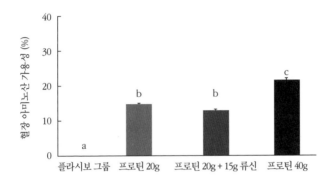

위의 그래프를 보면 잠들기 전에 40g 정도의 프로틴을 마셨던 그룹에서 혈장 아미노산 가용성이 다른 그룹과 비교했을 때 유의미하게 높게 나타났어요. 아미노산은 근육 합성의 재료로 사용되기 때문에 그 가용성이 얼마나 되는지가 중요해요.

아침에 해 뜨는 것을 보고 잠이 든 분들은 잠을 자고 일어나서 오전 11시에서 오후 1시 사이에 공복 운동을 가는 것을 추천해요. 전날 밤 12시 이전에 저녁식사를 마친 상태라면 공복이 길었기 때문에 운동 가는 길에 과일주스나 에너지 드링크 또는 스포츠음료를 마셔서 운동할 때 충분한 힘을 낼 수 있도록 에너지원을 보충해 주는 것이 중요해요.

체중 감량과 근성장을 위해서는 한 번 운동할 때 중강도에서 고강도 웨이트를 한 뒤, 30분에서 40분 정도 중강도 러닝이나 사이클 같은 유산소성 운

---

2. 우유의 주요 단백질

동으로 마무리를 해주는 것을 추천해요. 운동 목적이 체력을 기르기 위함이라면 저강도에서 중강도 웨이트를 한 뒤, 한 시간 정도 충분히 대화가 편하게 가능한 수준인 저강도 러닝으로 회복 운동 능력을 향상시킬 수 있어요.

　운동 후 식단은 앞에서 공복 운동 전, 후 식단에 대해 이야기할 때 첨부했던 탄수화물, 단백질 섭취량 가이드라인을 참고해 주세요. 운동을 마치고 2시간 안에 탄수화물과 단백질이 고르게 포함된 식사를 해주는 것이 무엇보다 중요해요. 운동하면서 손상된 근육세포의 재생과 합성을 돕고 근육 성장을 위한 재료가 되는 탄수화물과 단백질은 각각 올바른 지방 대사와 단백질 합성을 위해 필수적이에요. 앞 장에서도 언급했지만, 공복에 운동한 게 아깝다고 탄수화물 섭취를 제한하면 오히려 체중 감량과 단백질 합성이 더디게 일어나기 때문에 꼭 건강한 탄수화물 섭취를 추천해요.

　교대 근무를 하는 분들처럼 생활패턴이 불규칙한 분들을 위해 정리를 하자면 체중 감량과 근육 성장을 목표로 운동하는 경우 자정이 되기 전에 마지막 식사를 마치고 가능하면 새벽 시간에 근무를 하는 동안에는 야식을 피하고 혈당지수가 낮은 건강한 간식 섭취를 추천해요. 또 퇴근길에 최대한 햇빛을 보지 않도록 하고 4시간에서 5시간 정도 수면을 취한 뒤 공복 상태에서 간단히 단순당 또는 카페인으로 에너지를 보충하고 운동하는 것이 운동 효과적인 면에서 좋은 방법이에요. 운동 후에는 근육과 세포의 회복을 도울 수 있는 탄수화물, 단백질, 지방이 고르게 포함된 식사를 해주는 것을 목표로 개인에게 맞는 운동, 식단 루틴을 만들어 가는 것이 중요해요. 생활패턴이 일정하지 못해서 약간의 어려움은 있을 수 있겠지만 루틴화해서 습관으로 만들면 충분히 교대 근무를 하는 상황에서도 다이어트를 할 수 있어요.

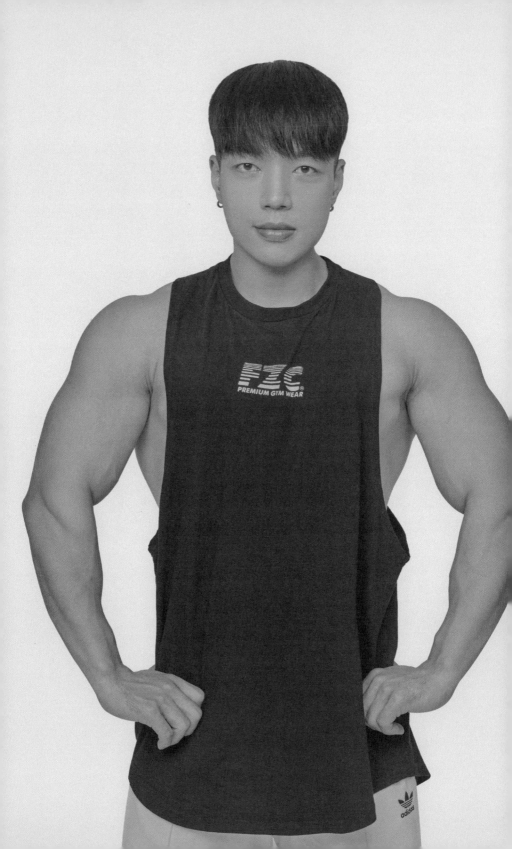

9장

공복 운동 시 주의사항

모두에게 통용되는 방법은 없다

우리가 운동을 하는 이유는 크게 신체의 활력과 건강을 유지하기 위해서인 경우가 많아요. 하지만 운동을 하는 방식에도 개인차가 있고 특히, 만성질환이나 기저질환으로 평소에 약을 복용하고 있는 경우라면 더욱 일반적으로 적용되는 방법이 아닌 본인에게 맞는 운동 방법을 찾아야 해요. 아침 공복 운동은 적절한 강도로 했을 때, 신체에 활력을 주고 건강에 도움이 될 수 있지만, 아침 공복 운동을 지양해야 하는 분들도 있다는 점을 기억하면 좋겠어요. 이번 장에서는 운동할 때, 주의해야 하는 병증을 가진 케이스를 바탕으로 각각의 주의사항을 알아보려고 해요.

1. 고혈압 및 심장질환

고혈압이나 심장질환자는 이른 아침 운동을 지양하는 것이 좋아요. 아침에 일어나면 아드레날린과 같은 호르몬의 영향으로 혈압이 높아진 상태에요. 이때, 갑작스럽게 운동을 시작하면 혈압을 올리는 교감신경 물질이 자극되어 혈압이 빠르게 상승할 수 있으니 주의해야 해요. 특히, 아침 기온이 낮은 겨울에는 추위로 혈관이 더욱 좁아진 상태이므로 갑작스러운 운동은 피하는 것이 좋아요. 웨이트 같은 강도 높은 운동은 정말 추천하지 않아요.

만약 아침에 운동을 한다고 하면, 운동 전에 충분한 스트레칭과 준비운동으로 혈압이 갑자기 올라가지 않도록 예방하는 것이 중요하고 평소 혈압이 높거나 심혈관계가 약하다면 순간적으로 호흡을 참으며 강한 힘을 써야 하는 강도 높은 웨이트 혹은 근력 운동보다는 우선적으로 아침 산책이나, 조깅 같은 가벼운 유산소성 운동을 권장해요. 하지만 가능하다면 아침 운동보다는 혈압이 낮아지는 저녁 시간대 운동을 추천해요.

2. 당뇨병

일반적으로 지방간이나 콜레스테롤 수치가 높은 분들은 아침 운동으로 큰 효과를 얻을 수 있는데요. 평소 당뇨병으로 혈당 조절이 잘 안되는 분들은 아침 공복 운동보다 식후 운동이 도움이 돼요. 아침 공복에 운동을 하게 될 경우 혈당이 급격하게 낮아지는 저혈당[1] 증상이 나타날 수 있으며, 저혈당 증세로는 식은땀, 어지럼증, 손발 떨림 등이 있어요. 따라서 당뇨인들은 새벽 운동을 한다면 꼭 저혈당을 예방하기 위해 약간의 음식을 섭취하고 난 후 운동

---

1. 혈액 속의 포도당 농도가 70mg/dL 이하로 떨어지게 되어 체내에서 에너지가 부족하다는 신호를 보내게 됨.

을 하는 것을 권장해요. 그리고 당뇨환자는 수분 섭취를 충분히 해주어 혈액 점성이 높아지지 않도록 해주세요. 혈액 점성이 높아지면 혈액이 혈관을 원활하게 통과하기 어려워질 수 있으니 아침에 일어나면 적절한 양의 수분을 섭취해 주는 것을 꼭 기억해 주세요.

그럼 당뇨인은 언제 운동하는 것이 좋을까요? 당뇨인에게 규칙적인 운동은 혈당 조절에 필수적이기 때문에 식후 1시간 뒤에 가볍게 운동하는 것을 권장해요. 이때 운동은 산책이나 조금 빠른 속도로 걷는 정도의 가벼운 신체 활동이라도 식후 혈당을 낮추는 데 도움이 돼요. 강도 높은 운동은 오후에 해주는 것이 좋아요. 다만 너무 늦은 저녁시간에 하는 운동은 우리 몸을 각성시켜서 수면에 방해가 될 수 있으니 잠들기 3시간 이전에는 운동을 마무리하는 것을 추천해요.

3.갑상선 기능 저하증

갑상선 기능 저하증은 갑상선 호르몬을 생성하는 갑상선 또는 갑상샘에서 호르몬이 잘 생성되지 않아 체내에 갑상선 호르몬 농도가 저하되거나 결핍된 상태를 의미해요. 보통 갑상샘 자체에 문제가 생겼거나 갑상샘의 호르몬 생성을 위한 신호 전달에 문제가 생겨서 발생하는 경우가 있어요.

갑상선 기능 저하증 환자에게 운동은 체중 증가를 조절하고 우울증, 근육 손실, 활력 감소를 예방하는 좋은 방법이에요. 주로 갑상선 기능 저하증은 신진대사의 저하로 연결되기 때문에 근력 운동과 유산소성 운동의 적절한 병행이 필요해요. 운동 강도는 천천히 점진적으로 늘려야 해요. 갑상선 기능 저하로 갑상선 호르몬 생성과 분비가 감소한 분들은 일정량의 갑상선 호르몬제를 복용하기 때문에 약물이 제대로 흡수되기 위해서는 대개 아침 공복에 섭취하는 경우가 많아요. 따라서 기상 직후 약을 복용하고 가벼운 아침 공복 운동을 한 뒤에 식사를 하는 것을 추천해요.

4. 갑상선 기능 항진증

갑상선 기능 항진증은 갑상선이 호르몬을 필요 이상으로 과다하게 분비하는 질환으로 갑상선 기능 저하증과 같이 호르몬제를 꾸준히 복용해야 해요. 갑상선 기능 저하증을 위한 약처럼 꼭 공복에 복용할 필요는 없지만, 호르몬제의 특성상 매일 비슷한 시간에 복용하는 것을 전문가들은 추천하고 있어요. 갑상선 기능 항진증의 경우에도 갑상선 기능 저하증처럼 꾸준한 운동을 통해 컨디션 개선에 도움을 받을 수 있어요. 주로 갑상선 기능 항진증 환자가 경험하는 불면증과 우울감 개선에 운동이 도움이 돼요. 하지만 너무 높은 강도의 운동은 호흡곤란을 유발하거나 운동을 하는 동안 심장박동을 불규칙하고 빠르게 만들 수 있기 때문에 항상 개인의 컨디션 상태를 살피면서 운동하는 것을 추천해요.

맺음말

다이어트, 근성장, 혹은 건강 및 체력 유지 등, 운동을 하는 이유는 여러 가지가 있을 수 있어요. 특히 아침 공복에 하는 운동이 운동 효율면에서는 좋지만, 개인의 건강 상태나 체력, 나이, 상황, 그리고 운동 강도에 따라 맞지 않을 수도 있어요. 따라서 공복 운동이나 아침 운동이 무조건 좋다고 주장할 수는 없어요.

이번 전략집을 통해 공복 운동에 대한 생리학적 이해를 바탕으로 각자의 생활 패턴에 맞춰서 운동법과 식사법을 조금씩 유연하게 조정해서 적용해 보고 스스로에게 맞는 운동법과 식사법을 찾을 수 있는 기회를 가져 보기를 희망해요. 더 이상 운동과 식단이 막연히 어렵게만 느껴지지 않도록 길잡이가 되어주는 운동 가이드라인이 되면 좋겠습니다.

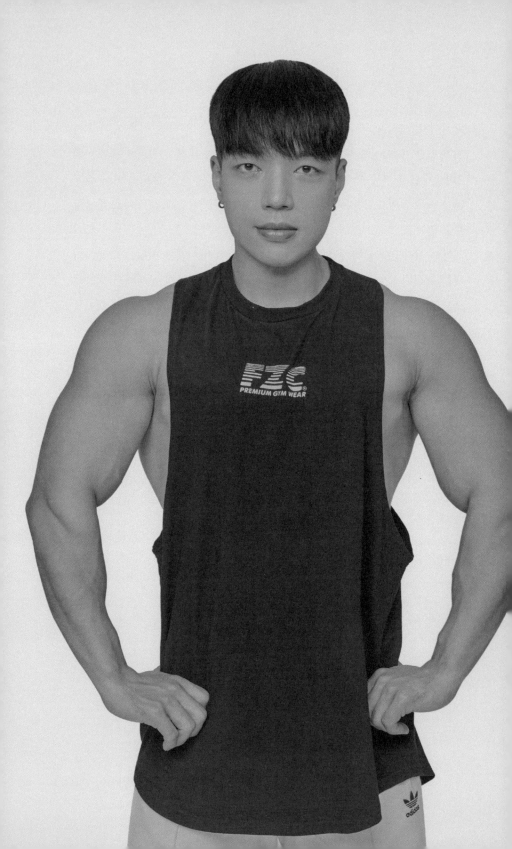

참고문헌

1. Physiology of Sport and Exercise 5th ed. / W. Larry Kenney, Jack H. Wilmore, David L. Costill.

2. Yang WH, Park H, Grau M, Heine O. Decreased Blood Glucose and Lactate: Is a Useful Indicator of Recovery Ability in Athletes? Int J Environ Res Public Health. Jul 29 2020;17(15)doi:10.3390/ijerph17155470

3. Robergs RA, Ghiasvand F, Parker D. Biochemistry of exercise-induced metabolic acidosis. Am J Physiol Regul Integr Comp Physiol. Sep 2004;287(3):R502-16. doi:10.1152/ajpregu.00114.2004

4. Chtara M, Chamari K, Chaouachi M, et al. Effects of intra-session concurrent endurance and strength training sequence on aerobic performance and capacity. Br J Sports Med. Aug 2005;39(8):555-60. doi:10.1136/bjsm.2004.015248

5. Drummond MJ, Vehrs PR, Schaalje GB, Parcell AC. Aerobic and resistance exercise sequence affects excess postexercise oxygen consumption. J Strength Cond Res. May 2005;19(2):332-7. doi:10.1519/r-14353.1

6. Okamoto T, Masuhara M, Ikuta K. Effect of low-intensity resistance training on arterial function. Eur J Appl Physiol. May 2011;111(5):743-8. doi:10.1007/s00421-010-1702-5

7. Kouw IW, Holwerda AM, Trommelen J, et al. Protein Ingestion before Sleep Increases Overnight Muscle Protein Synthesis Rates in

Healthy Older Men: A Randomized Controlled Trial. J Nutr. Dec 2017;147(12):2252-2261. doi:10.3945/jn.117.254532

8. Harry Peery. Basic Medical Endocrinology. The Fourth Edition. Elsevier Science, 2014. ISBN:1493301063, 9781493301065

9. Jefferson, L.S. and Cherrington, A.D. (2001) The Endocrine Pancreas and Regulation of Metabolism, Handbook of Physiology, Section 7. Oxford University Press, New York. Vol.11.

10. Niswender, K.D., Baskin, D.G., and Schwartz, M.W. (2004) Insulin and its evolving partnership with leptin in the hypothalamic control of energy homeostasis. Trends Endocrinology and Metabolism. 15:362-369.

11. Seokgi Moon. Na-Ram Moon. Fively's Diet Physiology. Shock Books, 2022. ISBN: 9791197743009(13510)

12. Seokgi Moon. Na-Ram Moon. Fitvely's Exercise Hormone Physiology. Shock Books, 2022. ISBN: 9791197743016(13510)

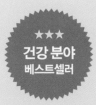
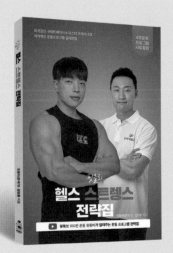
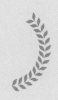

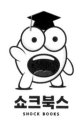

핏블리 다이어트 공복 운동 전략집
© 2022. 핏블리 문나람 all rights resrved.

펴낸날	초판 1쇄 2022년 5월 25일
지은이	핏블리(문석기)
	문나람
발행인	핏블리
디자인	김소정

펴낸곳	쇼크북스
이메일	moon@fitvely.com

ISBN   979-11-977430-4-7 (03510)

쇼크북스는 독자 여러분의 책에 대한 아이디어와 원고 투고를 기다리고 있습니다.
책 출간을 원하시는 분은 이메일 moon@fitvely.com으로 제안해 주세요.

쇼크북스는 위기를 기회로 만드는 **(주)핏블리**의 출판 브랜드 입니다.